Question & Answer

心房颤动
百问百答

主编◎梅举

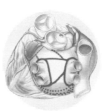

Atrial
Fibrillation

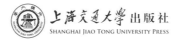
上海交通大学出版社
SHANGHAI JIAO TONG UNIVERSITY PRESS

内容提要

心房颤动（房颤）是临床最常见的心律失常之一，可导致心衰、脑卒中等严重并发症的发生，具有较高的致残率和致死率。本书以问答的形式展开，针对房颤患者最为关心的诊断、治疗和预防等方面进行阐述，内容主要涵盖了房颤总论、危险因素（吸烟、饮酒、高血压、糖尿病、肥胖、甲状腺功能异常、饮食、遗传等）、症状、诊断（检查方法）、分类和治疗方法（药物、消融手术、介入手术等），以及该领域的最新进展，并配以图片解释。本书可供临床医师、医学生及房颤患者参考阅读。

图书在版编目（CIP）数据

心房颤动百问百答/梅举主编. —上海：上海
交通大学出版社，2021
ISBN 978-7-313-24953-1

Ⅰ.①心… Ⅱ.①梅… Ⅲ.①心房纤颤-诊疗-问题
解答 Ⅳ.①R541.7-44

中国版本图书馆CIP数据核字（2021）第092012号

心房颤动百问百答
XINFANG CHANDONG BAI WEN BAI DA

主　　编：梅　举

出版发行：上海交通大学出版社　　　　　　地　　址：上海市番禺路951号

邮政编码：200030　　　　　　　　　　　　电　　话：021-64071208

印　　制：上海锦佳印刷有限公司　　　　　经　　销：全国新华书店

开　　本：880mm×1230mm　1/32　　　　印　　张：4.75

字　　数：102千字

版　　次：2021年6月第1版　　　　　　　印　　次：2021年6月第1次印刷

书　　号：ISBN 978-7-313-24953-1

定　　价：48.00元

编 委 会

主　编　梅　举

编委会名单　（按姓氏汉语拼音排名）

丁芳宝　上海交通大学医学院附属新华医院心胸外科　主任医师

黄健兵　上海交通大学医学院附属新华医院心胸外科　副主任医师

姜兆磊　上海交通大学医学院附属新华医院心胸外科　副主任医师

刘　浩　上海交通大学医学院附属新华医院心胸外科　副主任医师

马　南　上海交通大学医学院附属新华医院心胸外科　副主任医师

梅　举　上海交通大学医学院附属新华医院心胸外科　主任医师

沈赛娥　上海交通大学医学院附属新华医院麻醉科　主任医师

汤　敏　上海交通大学医学院附属新华医院心胸外科　副主任医师

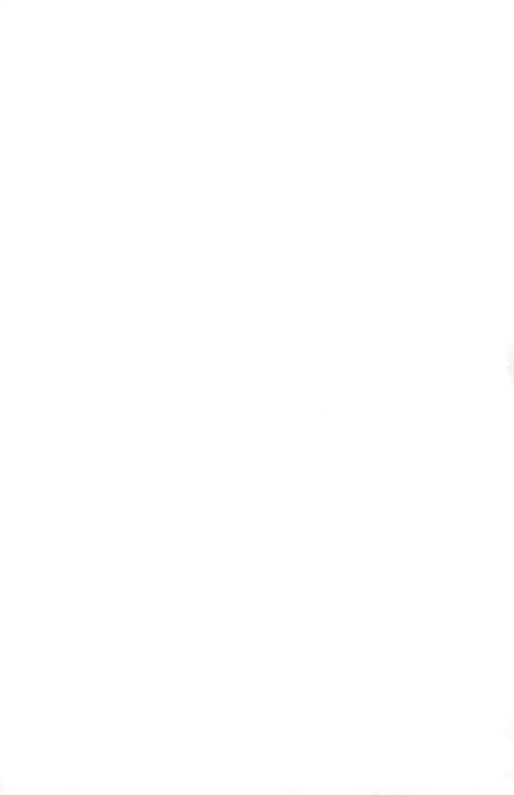

前　言

心房颤动（atrial fibrillation，简称房颤）是临床上最常见的心律失常之一。我国房颤总患病率约为0.77%，总患病人数已超过1 000万。房颤不但可引起心悸、胸闷、气短等症状而导致患者不适，而且还会引起心衰、脑卒中等严重并发症的发生，具有较高的致残率和致死率，给患者、家庭、社会造成严重的危害，给相对缺乏的社会医疗资源造成巨大的压力。因此，针对房颤的诊断、治疗和预防等方面的健康教育已成为我国政府、医疗机构、医务工作者以及广大民众所共同关注的热点问题。

上海交通大学医学院附属新华医院心胸外科是国家临床重点专科，也是中国医师协会心血管外科医师分会心房颤动专业委员会首届主任委员单位，学科带头人梅举教授带领的医疗团队在房颤的诊断、治疗和预防领域深耕20余年，积累了丰富的经验。我们在国际上发明了"梅氏微创房颤手术"术式、微创切口二尖瓣手术同期房颤"迷宫"手术，并在国内最早开展了房颤"杂交"手术。为满足年轻专业医师、医学生及广大房颤患者的需求，我们精心组织了临床一线专家，根据自己的丰富经验，并结合国内外有关房颤防治方面的最新进展，认真撰写、出版了这本《心房颤动百问百答》。希望本手册能为临床一线的广大专业同行提供重要的参考资料，能给相关的医师、医学生及房颤患者提供一定的启迪与帮助，为共同取得抗击房颤的胜利成果贡献一份我们应有的力量。

梅 举

2021 年 4 月 28 日

目 录

房颤的诊断 　　　　　　　　　　　　　　035

房颤的症状 　　　　　　　　　　　　　　041

房颤的分类

房颤的治疗

心房颤动百问百答

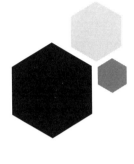

总论

1

什么是房颤？

　　心房颤动（简称房颤）是指本来规则有序的心房电活动消失，代之以快速无序的房颤波（350～600次/分钟），它是临床上最严重的心房电活动紊乱，也是最常见的快速性室上性心律失常之一。

　　房颤时，由于心房的不规则颤动而使心房和心室失去了有序、有效的收缩与舒张，进而导致心脏的泵血功能下降或丧失。房颤时房室结对心房激动的传导递减，使得心室节律、心室率极不规则，而且心室率与外周血管脉搏的次数不一致。心房和心室节律与心室率紊乱、心功能受损，以及左心房和左心耳内血流速度变慢发生淤滞，使得左心耳内附壁血栓的发生率大大增加，导致血栓脱落至脑及外周血管内而造成一系列的危害。

2

房颤的症状是什么？

房颤最常见的临床症状是心慌、胸闷、乏力、运动耐量下降，房颤的心房、心室率异常是产生症状的主要原因。房颤引起心房、心室功能下降，心排出量可下降15% ~ 30%。

房颤引起的心室停搏可导致患者脑供血不足而发生黑矇、晕厥。房颤并发左心房、左心耳附壁血栓易引起动脉栓塞，其中脑卒中和血栓栓塞最常见，是致残和致死的重要原因。房颤症状的严重程度可通过欧洲心律协会（EHRA）房颤症状评分标准来评估（表1）。

表1　EHRA房颤症状评分标准

EHRA评分	症状严重程度	描　　　述
1	无	房颤不引起任何症状
2a	轻度	日常活动不受房颤相关症状的影响
2b	中度	日常活动不受房颤相关症状的影响，但受到症状困扰
3	严重	日常活动受到房颤相关症状的影响
4	致残	正常日常活动终止

3

房颤有什么危害？

（1）脑卒中和血栓栓塞：房颤会增加缺血性脑卒中和体循环动脉栓塞的风险，年发病率分别为1.92%和0.24%。房颤患者发生缺血性脑卒中的风险是非房颤患者的4～5倍，而脑卒中的发生将导致近20%的致死率及近60%的致残率。

（2）心力衰竭（简称心衰）：常与房颤同时存在并形成恶性循环，两者有相同的危险因素如高血压、糖尿病及心脏瓣膜病等，房颤使心衰的患病率增加3倍且加重心衰的症状。

（3）心肌梗死与猝死：房颤患者发生心肌梗死的风险增加2倍，但与年龄相关性较小。另外，房颤还可引发心室颤动（简称室颤）而致患者猝死。

（4）认知功能下降和痴呆：房颤会增加认知功能下降、痴呆、阿尔茨海默病和血管性痴呆的风险。即使对于没有脑卒中的患者，房颤同样可以导致认知功能下降，其中对认知的影响主要表现在学习能力、记忆力、执行力和注意力4个方面。

（5）肾功能损伤：是房颤的危险因素，同时房颤患者出现肾功能损伤的风险也增加。

4

房颤怎么诊断？

房颤的明确诊断主要依据心电图或其他心电记录。重复每日心电图检查可以提高无症状阵发性房颤的检出率。对于＞65岁的患者，通过心电图或触诊脉搏（对脉搏不规律的患者随后进行心电图检查）的方法筛查房颤。房颤时P波消失，以f波代之，频率为350～600次/分钟，QRS波节律绝对不规则，表现为RR间期不匀齐，QRS波形态多正常。动态心电图有助于发现短阵房颤及无症状性房颤，提高房颤的诊断率。对脑卒中患者做动态心电图检查，房颤的检出并不少见。

具有心房起搏功能的起搏器或植入型心律转复除颤器可行持续监测心房节律，能检出患者的心房高频事件、房颤负荷和无症状性房颤等。

带有心电监测功能的智能手机、手表、血压计可用来识别无症状性房颤。而且，运用这些新技术或植入式心电事件记录仪、体外循环记录仪与智能手机进行无线网络连接后，可对房颤射频消融术后患者行长程心电监测，以评估房颤是否复发。

总
论

5

房颤的危险因素有哪些？

研究显示，多个危险因素与房颤发作、相关并发症发生及房颤消融术后复发相关。其中可干预的临床危险因素有：高血压、糖尿病、心肌梗死、心脏瓣膜病、慢性阻塞性肺疾病、慢性肾病、血管病、肥胖、耐力运动、睡眠呼吸暂停综合征、甲状腺功能异常、吸烟、饮酒；不可干预的临床危险因素有：年龄、性别、家族史、种族、身高、基因以及一些实验室检查指标，如左心室肥厚、左心房增大、左心室短轴缩短率降低、反应蛋白、血浆脑钠肽等。对可干预危险因素进行有效的管理与干预，可降低房颤的发生与复发，这是房颤整体管理的重要组成部分。

高血压是房颤患者最重要的危险因素。如果不能较好地控制血压，高血压患者发生房颤的风险将会显著增加。糖尿病经常与房颤共存，它可以使心房间质纤维化，使心电活动传导缓慢，促使心房重构。同时，糖尿病也是导致患者发生脑卒中的危险因素。房颤的发病和进展与睡眠呼吸暂停的严重程度呈正相关。睡眠呼吸暂停患者更易发生房颤的机制可能包括低氧血症、自主神经功能紊乱、高碳酸血症等。酒精摄入是发生房颤、血栓栓塞事件以及房颤消融术后复发的危险因素，饮酒越频繁，危险度相应越高。

6

房颤的分类有哪些？

房颤有多种分类方法，最常用的分类是将房颤分为孤立性房颤和瓣膜病性房颤。孤立性房颤也可称为非瓣膜病性房颤。当然孤立性房颤也可合并有高血压、糖尿病等。表2的房颤分类是目前最常用的分类方法。

表2　孤立性房颤的分类

分　　类	定　　义
阵发性房颤	发作后7天内自行消失或经干预后可终止的房颤
持续性房颤	持续时间超过7天的房颤
长程持续性房颤	持续时间超过1年的房颤
永久性房颤	医生和患者共同决定放弃恢复或维持窦性心律的一种类型，反映了患者和医生对于房颤的治疗态度，而不是房颤自身的病理生理特征，如重新考虑节律控制，则按照长程持续性房颤处理

7

房颤的主要发病机制有哪些？

房颤的发生包括房颤的触发和维持机制。

1）触发机制

在房颤患者，特别是阵发性房颤，肺静脉、左心房、右心房等部位异位兴奋灶发放的快速冲动可以导致房颤的发生。肺静脉异常电活动触发房颤是近年来被公认的重要发生机制，该机制的发现具有里程碑式的重大意义，它也奠定了肺静脉前庭电隔离治疗房颤的理论基础。

2）维持机制

房颤的维持机制目前尚未完全阐明，已有多个理论假说，主要包括：

（1）多发子波折返：房颤时心房内存在多个折返形成的子波，这些子波并不固定，而是相互间不停碰撞、湮灭、融合，新的子波不断形成。

（2）局灶激动：主要见于肺静脉前庭，高频冲动向心房呈放射状传导，但因周围组织的传导不均一性和相异性，或遇各种功能或解剖障碍碎裂为更多的子波，从而产生颤动样传导。

（3）转子样激动学说：体表标测系统和心内球囊电极标测提示，房颤的发生和维持可能与转子样激动相关，可表现为局灶性或折返性激动；随病程迁延，转子可逐渐增多。

8

左心房在房颤发病过程中的作用有哪些？

左心房重构在房颤发生和维持过程中起着重要作用。其中，肺静脉与左心房连接部位的肺静脉肌袖被认为是房颤波折返和触发活动发生的解剖学基础。心房重构所引起的电生理变化，使房颤发生与维持的可能性增加，称为房颤发生的基质。

与房颤发病相关的左心房重构主要包括电重构、结构重构和自主神经重构。

1）电重构

心房肌不应期缩短，其离散度增加，动作电位时程缩短，使房颤持续或终止后再启动，发作间期延长直至持久性。其中，房颤发生时导致的钙离子在细胞内的过度负荷是房颤发生后最为重要的电重构基础。

2）结构重构

房颤时，最主要的心房结构重构表现是心房扩大和心房纤维化。心房扩大导致心房表面积增加，能容纳更多的折返环发生。Framingham的研究结果显示，左心房每扩大5毫米，房颤发生的相对危险度为1.3。心房纤维化导致心房内电传导不均一，有利于局部传导阻滞或折返的发生，造成心房肌细胞间连接蛋白（如缝隙连接蛋白）分布的改变，影响心肌细胞间信号的转导，从而促进房颤的触发和维持。

3）自主神经重构

心脏受自主神经（包括交感神经和副交感神经）支配，心肌细胞电生理特性受自主神经递质的影响较大。交感神经和副交感神经之间的自主神经平衡被打破可引起房颤的发生。支配心脏的自主神经系统包括内在神经系统和外在神经系统两部分。其中，心脏内在神经系统由Marshall韧带和嵌在心外膜脂肪垫的神经节及心肌组织内的神经纤维组成，左心房表面自主神经节主要包括左上神经节、左下神经节、右前神经节和右下神经节。在房颤中，左心房存在明显的自主神经重构，使心脏自主神经功能失衡，可引起房颤的发生，而房颤电重构又会导致自主神经重构加重，使得交感神经和迷走神经的张力平衡进一步被破坏，从而使房颤易于维持或成为其复发的基础。

9

房颤的治疗目的是什么？

（1）恢复和维持窦性心律：这是房颤治疗的最佳结果，只有恢复并维持窦性心律，才能达到完全治疗房颤的目的。

（2）控制快速心室率：对于不能恢复窦性心律的房颤患者，可以应用药物减慢较快的心室率。

（3）预防血栓形成和脑卒中：房颤时如果不能恢复窦性心律，需要应用抗凝药物预防血栓形成和脑卒中的发生。

（4）预防房颤的新发和复发，改善心功能。

总
论

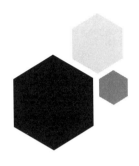

房颤的危险因素

10

吸烟会导致房颤吗？

房颤是心房肌失去了有规律的舒缩活动，代之以快速而不协调的颤动，导致心房不能正常有效收缩。它可引起严重的并发症，如心衰和动脉栓塞，严重威胁人体健康。

长期吸烟会增加罹患房颤的风险。吸烟引发房颤的主要机制有以下几点：① 烟草中的尼古丁、烟焦油、烟碱可导致心房组织炎症及纤维化；② 烟草中的尼古丁可增加机体交感神经兴奋性，影响心肌的自律性，增加心房的心电不稳定性，导致房颤发生。对于已经患有房颤的患者，吸烟更会加快阵发性房颤向持续性房颤转变，增加患者脑血栓及死亡风险。

大规模的流行病学研究也证实了吸烟与房颤的联系。这项研究涉及1.5万名45～64岁的成年人，对他们进行了平均13年的跟踪调查。在此期间，被调查对象中共有876人罹患房颤。研究人员对比了吸烟者和非吸烟者房颤的发病率，与从未吸烟的人相比，曾经吸烟但后来戒烟的人罹患房颤的风险要高出1.32倍，现行吸烟者则要高出2倍。

11

饮酒会加重房颤吗？

早在1978年，美国的研究者Ettinger就发现周末或假期大量饮酒会导致心律失常，尤其是房颤风险显著升高，称为"假期心脏综合征"。随后，进一步研究提示饮酒和房颤存在线性关系，大量酒精会对心肌产生毒性作用，同时可导致心律失常，诱发房颤。

研究发现，每增加一份单日标准饮酒量，房颤的发生率增加8%；每增加10克的酒精单日摄入量，左心房直径就增大0.16毫米。*Heart Rhythm*期刊上发表的一项研究通过对心房高密度电解剖标测的观察，证实了酒精相关性左心房电重构，并分析不同酒精浓度对心房电重构的影响。研究选取了75名房颤患者（包括阵发性及持续性房颤），根据患者在过去12个月中的饮酒量（1杯酒含12克酒精）分为无饮酒组、轻度饮酒组（每周2～7杯）和中度饮酒组（每周8～21杯）。通过对左心房高密度电压标测，与无饮酒组相比，长期中度饮酒的患者心房电压降低、传导速率减慢，这解释了为何中度饮酒患者易发生房颤。

大量的研究已经发现酒精导致房颤的机制。首先，饮酒能增加冠状动脉血流阻力，从而使心肌缺血、缺氧，引发房颤。其次，饮酒过量可使大脑皮质的兴奋与抑制失去平衡，引起自

房颤的危险因素

主神经系统功能紊乱，心脏的调节系统出现了障碍，房颤也容易发生。再次，过量饮酒能激活c-Jun氨基末端激酶，又称应激活化蛋白激酶，导致肌质网钙离子代谢障碍，从而出现氧化应激、线粒体受损和心脏脂肪变性相关的收缩功能障碍。以上说明即使中等量的长期饮酒也将增加罹患房颤的风险。因此，酒精可以导致左心房电重构从而诱发房颤。

12

房颤与高血压有关系吗？

高血压是房颤最重要的病因和危险因素之一。有数据显示，血压增高可以使房颤的发病率增加1.5倍。多项研究显示，高血压合并房颤对患者的危害有叠加效应，合并高血压的房颤患者脑卒中的发病风险又额外增加2～3倍。从以上的数据不难看出，高血压与房颤的发生、发展及预后密切相关。

那么高血压是如何引发和促进房颤发生发展的呢？目前高血压引发房颤的具体机制仍不明确，但研究发现主要有以下几个方面的原因。

1）血压升高

血压升高造成血流动力学变化，从而引起房颤：血压升高造成左心室及左心房的压力负荷增加，引起心肌细胞肥大和心脏间质纤维化。左心房增大和心房纤维化是高血压导致房颤的重要环节。

2）肾素—血管紧张素—醛固酮系统（RASS）激活

肾素是由肾脏合成，在体内转化成为血管紧张素及醛固酮，从而维持体内电解质、体液平衡，维持心血管功能稳态，调节血压变化。各种原因导致其过度激活是造成患者血压升高的重要原因。多数高血压患者RASS过度激活，而这个系统的主要有效成分血管紧张素Ⅱ对房颤的发生和维持同样发挥着重要作用。这些因素都导致高血压患者房颤的发生，而且还是导致房颤患者术后复发的重要原因。

13

房颤与糖尿病有关系吗？

糖尿病是导致房颤的独立危险因素。糖尿病患者房颤的相对危险度是普通人群的1.5倍。因糖尿病对于全身脏器血管均有影响，糖尿病微血管损伤导致肾血管内皮损伤，产生微量白蛋白尿，既是动脉粥样硬化的危险因素，使左心房形成血栓风险增加；又是全身血管内皮细胞损伤的标志，从而激发了机体炎症反应、激活RAAS等途径，导致心房肌纤维化、心室腔扩大及心肌结构重塑，引起房颤的发生及持续。

此外，糖尿病增加了房颤患者脑卒中的风险。高血糖除使血流自动调节失效外，还可使血浆蛋白增加，纤维蛋白原及血浆内VIII因子升高，导致血液呈高凝状态，易促发脑卒中。

糖尿病与房颤风险之间呈线性相关。对糖尿病患者而言，随着患病时间的延长，发生房颤的风险也会随之增加；同时，如果血糖控制不佳这种风险还会加剧。糖尿病和房颤之所以会联系在一起，很重要的一个"纽带"就是肥胖。当糖尿病合并房颤时，要积极有效地采取针对性治疗。严格控制好血糖，是预防慢性并发症最有效的措施。糖尿病患者可通过运动、控制饮食、药物等方法使血糖达标。

糖尿病房颤患者在饮食方面要注意多吃粗纤维食物，如玉米、小米、荞麦；不能吃含糖量高的食物，要低脂、低盐、低胆固醇饮食；可以吃蘑菇、山药、枸杞、胡萝卜等。

房颤的危险因素

14

房颤与肥胖有关系吗？

"一胖毁所有"。房颤与肥胖关系密切，但肥胖导致房颤的机制尚不完全清楚。

已有的研究数据表明，肥胖与房颤之间存在明显的相关性。该研究共入选5 282例受试者，研究者根据体重指数（BMI）将入选者分为正常体重组、超重组和肥胖组，平均随访13.7年。在随访期间，526例出现了房颤。BMI不同的3组人群房颤发生率均有增加。从正常体重组、超重组到肥胖组，男性的房颤发生率分别为9.7/1 000人年、10.7/1 000人年和14.3/1 000人年，女性的房颤发生率分别是5.1/1 000人年、8.6/1 000人年和9.9/1 000人年。不难得出结论：与正常体重组相比，约50%的肥胖男性和女性更可能发生房颤。BMI超过正常值者，BMI每增加1 kg/m^2，发生房颤的风险增加4%，并且更易发生持续性房颤。

另有4个荟萃分析包括51个随机对照试验数据的总和，发现BMI每上升5 kg/m^2，房颤的发生率就会上升10%，可达到29%。

那么BMI降低是否可以减少房颤的发作呢？

美国对从事医疗保健的34 309名妇女进行了长达12年的随访，有一亚组女性（599人）从肥胖减到BMI＜30 kg/m^{2}后，随访中发现房颤的发作明显减少。另一项研究表明，肥胖对房颤射频消融术复发率也有一定的影响，经多变量分析后显示增高的BMI可作为房颤射频消融术失败的独立预测因素，BMI每增加1 kg/m^2，房颤术后复发的可能性增加11%。

新发布的《2020 ESC/EACTS心房颤动诊断和管理指南》中重点更新了生活方式干预对房颤的影响，其中特别指出减轻体重对房颤患者有明确的益处。

［注］ESC：指欧洲心脏病学会；EACT：指欧洲心胸外科协会

房颤的危险因素

15

房颤与打呼噜有关系吗？

打鼾，俗称打呼噜。打鼾严重者可能伴随睡眠呼吸暂停低通气综合征。

睡眠呼吸暂停低通气综合征在中老年人、肥胖者及男性中更为多见，中年男性患病率约为24%，肥胖者40%合并睡眠呼吸暂停低通气综合征。

该疾病可以分为中枢型、阻塞型和混合型，以阻塞型最为多见，主要由咽部扁桃体或舌体肥大、后坠，睡眠时阻塞气道引起。气流受阻达到一定时间后可导致血氧分压降低，即出现低氧血症，如同短暂的窒息。这种疾病最突出的表现就是睡眠时打鼾，并且往往会出现鼾声和呼吸突然暂停，伴随患者的苏醒，继而呼吸恢复再次入眠。

研究已经证实，睡眠呼吸暂停低通气综合征是高血压、冠心病、肺心病、脑血管病及糖尿病等多种疾病的促发因素，也是房颤的独立危险因素。睡眠呼吸暂停低通气综合征患者更易发生房颤。

此外，睡眠呼吸暂停低通气综合征还会影响房颤治疗的效果。该类患者接受射频消融术后，如果睡眠呼吸暂停低通气综合征没有得到改善，房颤复发风险明显高于接受持续正压通气氧疗组患者。睡眠呼吸暂停低通气综合征导致的低氧血症和自主神经紊乱与房颤的发生有关，睡眠期间胸腔内压力变化、缺氧、高碳酸血症等生理改变可导致心房重构，是房颤发病的重要病理生理基础。

改善生活方式对轻度睡眠呼吸暂停低通气综合征患者有很大帮助，减肥是治疗该病的根本。另外，由于平卧时舌根后坠更易阻塞气道，建议患者侧卧睡眠。严重的睡眠呼吸暂停低通气综合征患者在改善生活方式的基础上，可能还需要夜间使用小型呼吸机进行持续气道内正压通气或咽部外科手术治疗。

因此，房颤合并睡眠呼吸暂停低通气综合征患者在房颤治疗后更应该去耳鼻喉科或呼吸专科进一步规范诊治。

16

睡眠质量差会引发房颤吗？

良好的睡眠质量对维持机体的正常功能非常重要，睡眠质量差会与很多疾病相关。当然，房颤也不例外。睡眠质量不佳时可以引起神经、内分泌、心血管、消化等多系统的状态改变，而房颤本身就是心血管系统疾病，并且与神经内分泌系统密切相关。尤其是有一种与睡眠相关的严重疾病——睡眠呼吸暂停综合征，这个疾病和房颤的关系更为密切。

研究表明，睡眠呼吸暂停综合征患者比正常人患房颤的概率高出4倍。如果睡眠呼吸暂停综合征未得到有效治疗，可能引发糖尿病和高血压等并发症，最终发展为房颤。所以，有人开玩笑说他的房颤是"打呼噜"打出来的。

进一步的研究表明，睡眠呼吸暂停综合征患者夜间睡觉时会发生心律失常，呼吸暂停引起的缺氧会导致心脏发生化学变化与机械张力变化，从而引发房颤。如果睡眠呼吸暂停综合征未得到有效治疗，会抵消房颤的治疗效果。

17

喝茶和咖啡会诱发房颤吗？

　　咖啡是世界范围内最流行的饮料之一。数据显示，日本和韩国每年人均喝200杯咖啡，美国是400杯，欧洲是750杯。在中国，喝咖啡的人数也在迅速增长，咖啡爱好者不计其数。但是关于喝咖啡对于身体健康的影响一直众说纷纭，综合美国食品药品监督管理局、欧盟食品安全局、加拿大卫生部、澳新食品标准局等机构的建议，健康成年人每天可摄入210～400毫克的咖啡因（相当于3～5杯咖啡）。

　　咖啡是否会增加健康成人的心脏病风险？美国心脏病协会、欧洲心脏病学会、澳大利亚国家卫生和医学研究协会等机构认为，健康成年人适量饮用咖啡（每天1～2杯）不会增加患心脏病和心血管疾病的风险。但需要提示的是，部分对咖啡因敏感的人可能会出现心跳加速、恶心、头晕等不适感，类似"茶醉"的现象。建议消费者根据自身状况调整频次及饮用量。

　　咖啡是否增加房颤发作的风险？由于咖啡对心律有一定的影响，有调查显示，80%～90%的医务人员推荐已知心律失常患者应调整咖啡因摄入量，但尚不清楚常规摄入咖啡是否会促进房颤的发病。2018年美国心脏病协会年度科学会议上，加州大学的Jennifer Xu教授介绍了其开展的有关咖啡摄入与房颤风险相关性的最新研究结果。研究显示：与不摄入咖啡相比，间

房颤的危险因素

歇非习惯性咖啡摄入（每天咖啡摄入量≤0.5杯）可增加房颤风险；每天定期摄入咖啡量超过0.5杯者的房颤风险则并无差异。

值得注意的是该研究也存在很多局限性，尚不能根据这个结果鼓励房颤患者喝咖啡，但房颤患者应该避免无规律地摄入咖啡。

18

焦虑会加重房颤吗？

答案是：会的。

焦虑是因自我感觉不能达到目的或不能克服障碍的威胁，过分担心而形成的一种紧张不安、带有恐惧和不愉快的情绪。焦虑和房颤互为因果、互相影响。

一方面，房颤时患者的胸闷、心悸等症状可以引起焦虑。部分患者对房颤的病情和预后缺乏足够的认识，认为患了房颤等于判了死刑，从而引起恐慌不安。有些患者担心房颤的并发症，如栓塞、心衰等。从病理生理学角度来看，房颤可以导致自主神经重构及交感神经活性增加，负面调节情绪，而且房颤患者可出现神经递质或血液中某些成分改变，对大脑产生影响从而引起焦虑。

另一方面，焦虑又会加重房颤。焦虑可引起自主神经系统功能紊乱，并使人的交感神经系统功能亢进，影响机体的炎症反应和内皮功能反应，从而加重房颤。

可见，焦虑和房颤的关系是非常密切的。在临床上，也的确观察到大多数房颤患者，尤其是病史比较长的患者都有比较明显的焦虑情绪。

因此，对于这样的患者，进行必要的心理和（或）药物干预非常重要：① 要正确认识房颤，既要重视它，也不能过分担心。消除对疾病的顾虑，树立战胜疾病的信心。梅氏微创房颤手术有非常好的疗效；对于那些病史长、病情复杂、顽固的房颤，杂交手术也取得了不错的疗效。② 必要的心理干预，如果有必要的话，适当的抗焦虑药物使用也能获得一定的效果。

19

房颤会遗传吗？

最初，大家都认为房颤不会是遗传性疾病，直到1943年有科学家首次报道了一个常染色体显性遗传模式的房颤家系，这也是最早提示房颤可遗传的证据。在所有房颤患者中，大约有5%的人是遗传性的；而阵发性房颤患者中，15%是遗传性的。有研究表明，父母亲如果患有房颤，那么其子女患房颤的风险会增加40%～60%。随着基因研究技术的不断发展，遗传学家也确实发现，当人类某个染色体发生突变时可能会导致房颤的发生，但是尚未被确切证实。

当然，房颤患者中大部分都不是遗传性的。因此，如果真的患有房颤，也不用非常忧虑自己的子女或亲属会不会患房颤。要知道，焦虑反而会影响房颤的治疗。

20

甲亢会引起房颤吗？

甲状腺功能亢进简称甲亢，是由于体内甲状腺合成释放过多的甲状腺激素，造成机体代谢亢进和交感神经兴奋，导致出现心慌、出汗、进食和便次增多以及体重减少、突眼等症状。

房颤是临床最常见的一种快速性心律失常，心房丧失了正常的收缩与舒张功能，心室率可达到100～160次/分钟，而且节律不规则。房颤的典型症状是心悸、胸闷、头晕等。

在甲亢患者中，房颤是除了窦性心动过速之外最常见的心律失常。甲亢患者中房颤的发生率为5%～20%。近些年，由于甲亢的早期诊断和及时治疗，甲亢患者中房颤的发生率显著降低。尽管甲亢易发生在女性人群中，但是男性甲亢患者更易发生房颤（2.86%），而女性患者的房颤发生率为1.36%。甲亢患者中房颤的发生率亦随着年龄的增长而增加，70岁以上患者中房颤发生率为8%。

甲亢还是服用胺碘酮后常见的药物不良反应，发病率为1%～5%，停药数周至数月后可完全消失，少数患者需用药物治疗。当服用胺碘酮的房颤患者出现甲状腺功能异常时，需与甲亢导致的房颤相鉴别。患者可先停用胺碘酮，如甲状腺功能逐渐恢复正常，考虑甲亢由胺碘酮引起，以后避免应用胺碘酮。

如是甲亢导致的房颤则需先治疗甲亢；甲状腺功能恢复正常后仍存在房颤的患者，可考虑手术治疗。

21

房颤与房性早搏是什么关系？

期前收缩，又称过早搏动（简称早搏），是由于"窦房结"以外的起搏点过早发出电冲动引起心房或心室收缩，导致下一个心跳提前出现。异常跳动如起源于心房，叫作房性期前收缩（房性早搏）；如起源于心室，叫作室性期前收缩（室性早搏）。如果曾感觉心脏"偷停一次"，那很可能属于这类心律失常。事实上，心脏并没有停跳，而是有额外的搏动比正常的搏动来得早，并且在此之后会有一个较长的间歇，这个间歇会让下一次心跳更有力，人们可以感受到这后一个强有力的心跳。

早搏很常见，人的一生中都有可能发生。早搏也可毫无症状，体检或因其他病就诊时偶然被发现。早搏本身不代表有病或病情轻重，也不是独立危险因素。单纯的、没有器质性心脏病变的早搏，尤其是房性早搏，可认为是身体尤其是心脏向你发出"最近是否太累了，太疲劳了，精神压力太大了"的提醒，一般不太要紧，它可能会自行消失。但是，如果早搏频繁发生，甚至有心慌、胸闷等症状，影响到正常的生活、工作，那就要及时做检查了。

房颤是指心房的不规则颤动而使心房失去有效的收缩与舒张，进而导致心房的泵血功能下降或丧失。心房丧失有效收缩，心房内易形成血块，脱落后随血流系统运行，易造成血管栓塞。房颤与早搏有着明显的区别，同时两者又有联系。有学者认为频发的早搏是房颤的前兆。有些人的房性早搏会很快进展为房颤，但疾病的发生和发展还是要根据具体情况来判断。

22

房颤与室上性心动过速是什么关系？

　　阵发性室上性心动过速，简称室上速，是一种与房颤发作有些相似的心律失常。室上速与心内传导结构的异常有关。

　　室上速是一种常见的心律失常，多见于无器质性心脏病的年轻人，女性略多于男性，也可见于部分心脏瓣膜病、甲亢性心脏病、先天性心脏病和心肌炎等患者。室上速具有"突发、突止"的特征，激动或平静时均可以发病，成人发作时脉搏多在160～240次/分钟，儿童可能更快。室上速症状轻重不一，症状轻时可只有心慌、憋气、头晕、乏力，重时可出现胸痛、呼吸困难、晕厥、抽搐甚至休克，但均能感受到心跳加快，甚至感觉上半身会随着心跳抖动。

　　部分室上速可突然自行停止，转为正常心室率；部分可通过药物治疗或电复律转为窦性心律。如果经常发作室上速，则须行心导管消融。有室上速病史的患者，在治疗前不建议从事潜水、驾驶、高空作业等工作，以防突然发作，引起继发伤害。

　　部分室上速的发作表现和快心室率房颤很相似，一般室上速的心律都很规律、整齐，房颤比较紊乱，通过心电图就可以明确。有部分患者同时合并有房颤和室上速，有时候很难区分，需要通过专门的电生理检查才能明确。

房颤的诊断

23

怀疑自己有房颤，需要做哪些检查？

　　房颤患者最常见的临床症状是心慌、胸闷、乏力，有这些症状时就要考虑是否患有房颤。如果怀疑自己有房颤，明确诊断很容易，通过常规心电图检查就能确诊。

　　需要说明的是：第一，有些人的房颤是阵发性的，也就是发作一阵，然后会停一阵，但停止发作的时候心电图检查是正常的，因此需要争取在房颤发作时做心电图或者24小时动态心电图（Holter）检查。Holter心电图可以记录一个人24小时的心电图变化，比做单次心电图更能发现房颤。第二，还有一个很简单的办法就是数自己的脉搏，正常人的脉搏像钟表走行一样很规整，但房颤患者的脉搏是非常杂乱无章的。如果觉得自己摸不准脉搏，可以找一个正常人摸一下脉搏，然后和自己的脉搏做比较，这样会更容易发现。

　　当然，如果确诊了房颤，需要做一系列相关的检查来明确身体的状况，以决定进一步的治疗方案。

24

动态心电图在房颤诊断中有什么作用？

动态心电图，又称Holter心电图，是通过动态心电图仪在患者日常生活状态下连续24小时或更长时间记录其心电活动的全过程，并借助计算机进行分析处理，以便发现在普通心电图检查时不易发现的心律失常和心肌缺血等异常心电图状态，为临床诊断、治疗及判断疗效提供重要的客观依据。

诊断房颤最直接的证据就是记录到房颤的心电图。持续性房颤或永久性房颤，普通心电图就可以记录到房颤；而阵发性房颤，则可能需要反复做普通心电图检查或动态心电图检查才可以捕捉到房颤发作时的心电图。

房颤心电图的特点如下：

（1）P波消失，代之以350～600次/分钟小而不规则的基线波动，间隔不均匀，形态、振幅均变化不定的f波。

（2）QRS波群间隔绝对不规则，心室率通常在100～160次/分钟。

（3）QRS波形态一般正常，伴有室内差异性传导或原有束支传导阻滞者QRS波群可增宽、变形。

25

超声心动图对房颤诊疗的意义是什么？

超声心动图是利用超声的特殊物理学特性检查心脏和大血管的解剖结构及功能状态的一种首选无创性技术，主要包括经胸超声心动图和经食管超声心动图两大类。

经胸超声心动图是将探头放于心脏前部的左侧胸壁，检查心脏功能和结构的一种诊断心脏疾病的常用检查方法。通过超声心动检查可观察心脏的形态、大小、血流、瓣膜功能，以及心脏和大血管有无血栓等情况。

经食管超声心动图是通过会咽部将特殊超声探头送入食管，再放置于心脏后部，以探查心脏结构和功能的方法。因其心脏探头紧贴心脏后壁，可避免肺或胸壁干扰，进而清楚地显示心脏的结构，包括左心耳、右心耳等经胸超声心动图检查无法显示或显示不清的特殊心脏结构。经食管超声心动图检查邻近左心房时，可发现房颤患者有无左心耳血栓。

因此，超声心动图在房颤诊断中具有以下意义：

（1）超声心动图可以排除房颤患者是否合并其他心脏基础疾病，了解心脏结构。

（2）超声心动图可以评价左心房的大小及心脏功能状态，这对评估能否复律成功有重要意义。

（3）房颤患者血栓好发部位是左心房和左心耳，这是因为血栓通常发生在血液瘀滞的基础上，左心房和左心耳内可以出现呈云雾状的自发显影现象。心房血栓多为附壁的片状或块状回声，常见于左心耳、心房后侧壁和心房顶部。经食管超声心动图在检测左心耳血栓方面较经胸超声心动图更加敏感。

26

房颤患者为什么要做冠状动脉增强CT或冠状动脉造影？

心脏如同一间房子，房颤相当于房子的电路出了问题。而冠状动脉增强CT或冠状动脉造影则是用于检测房子的水管，用于排除冠心病。

1）冠状动脉增强CT

冠状动脉增强CT是临床常用的无创影像学检查方法，主要用于冠状动脉狭窄和闭塞的诊断，也可以排除血管畸形。年龄≥50岁的房颤或可疑冠心病患者，需行冠状动脉增强CT检查。如高度怀疑冠心病者，建议直接做冠状动脉造影。冠状动脉增强CT既可以检查管腔，也可以检查管壁，主要用来筛查冠心病。其优势是价格比较便宜、相对无创、检查比较快，因此患者容易接受，但缺点是存在一定的假阳性和假阴性。

2）冠状动脉造影

冠状动脉造影是有创检查，目前被公认为是诊断冠心病的"金标准"。如高度怀疑冠心病时，建议首选冠状动脉造影。冠状动脉造影的优点就是准确，目前临床上还是把冠状动脉造影作为诊断阻塞性冠心病的"金标准"。它的劣势就是检查相对复杂，价格比较昂贵，患者的接受程度相对略低，而且术后要进行监护，存在一定的风险，因此要根据临床具体情况决定是否选择。

房颤的症状

27

房颤为什么会引起心慌、胸闷？

房颤引起的心室率异常是产生症状的重要原因。心慌、胸闷、乏力、运动耐量下降是房颤最常见的临床症状。

房颤发作时，心房率可达到350～600次/分钟，通过房室结减弱传导，心室率也可达到150～200次/分钟，这样患者必然感到心慌。房颤引起心房、心室功能下降，心排出量可下降15%～30%。

已有心功能损害者，如心室肥厚和扩张、心脏瓣膜损害、陈旧性心肌梗死、肥厚性心肌病等，则对心功能的影响更为明显，常是诱发和加重心衰的主要原因，因而导致患者感到心悸。

器质性心脏病患者发生房颤时症状较重。当心室率＞150次/分钟时，还可诱发冠心病患者心绞痛发作、二尖瓣狭窄患者出现急性肺水肿、原有心功能障碍患者出现急性心衰，引起心慌、胸闷。

心脏结构和功能正常的初发和阵发性房颤，心室率异常所引起的心慌可能是主要表现，持续性房颤则多为运动耐量降低引起。

28

房颤时出现心悸、胸闷怎么处理？

房颤发作时大多数人都会有心悸、胸闷的感觉，如果出现类似症状，可按以下方法处理。

1）保持镇静

身体在紧张的状态下，容易诱发一些疾病。因此，在房颤发作时，情绪要保持相对平稳，避免情绪激动，以免加重症状。

2）评估症状的严重程度

对于阵发性房颤，如果发作时持续时间短，并且自己感觉没有明显不适，可以先休息一下，再观察有无不适的症状。

3）服用备用药物

如果房颤发作时间长、频繁且感觉有明显症状者，可以先服用一些药物，如倍他乐克或者胺碘酮等，参照既往剂量口服，观察是否能够缓解症状。有些有经验的老病人，家里还会备一些吸氧设备，吸氧后症状也可以稍作缓解。如果还不能缓解，就要及时拨打急救电话或者到医院就诊。注意口服药物一定要按医生的医嘱服用，不能擅自增加或减少剂量，否则可能会因为药物之间的相互作用，非但达不到治疗效果还会增加风险。

29

房颤时如何预防心衰的发生？

房颤患者出现心衰时，很多人表现为乏力，一般轻体力劳动便会出现心慌、胸闷和气促，脉搏忽快忽慢；平卧位时可能有呼吸困难、双下肢水肿等症状。如果有类似的症状出现，一定要及时去医院检查，确诊是否房颤并发心衰，以免耽误救治而使病情进一步加重。

房颤患者预防心衰，最有效的手段就是尽早对房颤进行有效的治疗，以恢复窦性心律。事实上，房颤和心衰两者互相依存，密不可分，又互为因果。房颤合并心衰也很常见，冠心病、心肌病等最终都会导致房颤和心衰，对患者的危害很大。

此外，房颤患者要做到早期预防心衰，还需要从日常生活着手。首先，要严格控制食盐的摄入，每天的摄盐量应控制在5克以下，尤其是少吃一些腌制的食物、钠含量高的饮料等；要多进食低脂、低热量、易消化的食物，可适量吃些营养丰富的食物，如瘦肉、鱼、蛋、乳、豆类，以及新鲜蔬菜和瓜果等。其次，房颤患者尤其要戒烟限酒，不饮用浓茶和浓咖啡，要注意保暖，预防肺部感染，以免导致疾病恶化。再次，每日适当锻炼，以不出现疲劳、稍有出汗、无呼吸困难或胸闷不适为限。最后，肥胖患者要减肥，争取把体重控制在正常范围之内。

30

房颤为什么会导致脑卒中？

在房颤时，心房因350～600次/分钟不规则颤动而失去了有效的收缩与舒张，加之房颤时房室结对心房激动的传导递减，使得心室节律、心室率也极不规则，进而导致心脏的泵血功能下降。心房、心室节律与心室率的紊乱、心功能受损，以及左心房及左心耳内血流速变慢发生瘀滞，使得左心耳内附壁血栓形成，刚形成的血栓不易粘牢于房壁上而容易脱落，血栓脱落后通过二尖瓣、左心室、主动脉口到达体循环，产生动脉栓塞。如果血栓脱落，栓塞脑部动脉，则导致脑卒中。

一旦发生脑卒中，严重时会影响患者的生活质量，而且其病死率、致残率以及住院天数均显著升高。因此，对于房颤患者来说，一定要进行抗凝治疗，以减少脑卒中的发生。

31

房颤导致的脑卒中有什么特点？

据调查，每6例脑卒中患者中就有1例是房颤患者。房颤患者发生脑卒中的风险比平常人提高5倍。由于房颤症状隐匿、不明显，不少患者未能及时发现或及早诊治，长期忽视就容易引发脑卒中。

正常情况下，心脏收缩和舒张是协调一致的，但房颤时，心房收缩功能大幅下降，心房中的血液因此瘀滞，形成血栓。一旦血栓脱落，就可能随着血液进入脑部血管，堵塞在血管狭窄处，阻断供血，造成脑卒中。此时房颤是因，脑卒中是果，血栓形成是罪魁祸首。脑卒中包括缺血性脑卒中和出血性脑卒中，绝大多数脑卒中是缺血性的。

有研究指出，15%的脑卒中与房颤有关，而房颤引发的脑卒中，30天内病死亡率可达25%，一年内病死率则高达50%；脑卒中急性期致残率高达73%；脑卒中后第一年累计复发率高达6.9%。由此可见，房颤导致的缺血性脑卒中比其他原因引起的脑卒中更加可怕，由于栓塞面积更大，合并症更多，病发突然，使它呈现高致残率、高病死率和高复发率的"三高"特征。房颤已成为脑卒中早期死亡和严重致残的重要危险因素，因此，一旦得了房颤要有预防脑卒中的意识，最大限度减少脑卒中发生的风险及可能造成的危害。

32

房颤时怎么预防脑卒中？

房颤是脑卒中的独立危险因素，与房颤相关的脑卒中与无房颤者相比，其病死率、致残率以及住院天数均显著升高。因此，预防房颤引起的血栓栓塞事件，是房颤治疗策略中的重要环节。在血栓栓塞危险度较高的房颤患者中，应用华法林或新型口服抗凝药物（NOAC）抗凝可明显减少血栓栓塞事件，并改善患者的预后。

CHA_2DS_2-VASC评分可更准确地预测栓塞事件。CHA_2DS_2-VASC积分≥2分的男性或≥3分的女性房颤患者血栓事件的年发生率较高，抗凝治疗带来的临床净获益明显。越来越多的临床研究也提示，CHA_2DS_2-VASC积分≥1分的男性或≥2分的女性房颤患者服抗凝药物亦有较明显的临床净获益（表3）。

表3　非瓣膜病性房颤脑卒中危险CHA_2DS_2-VASC积分

危 险 因 素	积 分
充血性心衰/左心室功能障碍	1
高血压	1
年龄≥75岁	2
糖尿病	1

危 险 因 素	积 分
卒中/短暂性脑缺血/血栓栓塞病史	2
血管疾病	1
年龄65～74岁	1
性别（女性）	1
总积分	9

33

房颤时服用阿司匹林可以预防脑卒中吗？

阿司匹林或氯吡格雷都属于抗血小板类药物，阿司匹林或氯吡格雷预防房颤患者脑卒中的有效性远不如华法林。即使氯吡格雷与阿司匹林合用，减少房颤患者脑卒中、非中枢性血栓栓塞、心肌梗死和心血管死亡复合终点的有效性也不如口服抗凝药。

此外，抗血小板治疗，尤其是双联抗血小板治疗可增加出血风险，与口服抗凝药物的出血风险相似。因此，不推荐抗血小板类药物用于房颤患者血栓栓塞的预防。

房颤的症状

34

什么是无症状性房颤？

房颤引起的心室率异常是产生症状的重要原因。部分患者以血栓栓塞并发症或心衰为首发表现，更多的则以心慌、胸闷、乏力、头晕为主要症状。少部分患者并无任何症状而仅在体检时被发现有房颤，这种房颤称之为无症状性房颤。

房颤患者无症状，可能的原因如下：

（1）患者的心室率不快，与正常情况下的快慢区别不大，所以患者不觉得有心慌、胸闷、乏力、头晕等不适。

（2）患者的心室率可能比较快，但患者对心室率快的反应不敏感，没有症状。

（3）患者没有出现血栓栓塞、脑卒中，也没有心脏停搏长间歇致头晕等症状。

35

无症状性房颤有哪些危害？

房颤患者会有心慌、胸闷、乏力、头晕等临床症状，房颤引起的心室率异常是产生上述症状的重要原因。一旦患者出现上述症状，需要到医院就诊以获得早期确诊。

但无症状性房颤患者，因为症状不明显而误认为自己是正常人，从而耽误了正常的必要治疗，如抗凝治疗等。部分无症状患者以血栓栓塞并发症为首发表现，这就是因为没有进行正规的抗凝治疗而发生左心耳血栓，导致血栓栓塞、脑卒中。

因此说，无症状性房颤不但没有什么好处，反而潜在的风险可能更大。

房颤的症状

36

房颤会导致患者突然死亡吗？

1）房颤合并心功能损害

房颤合并心功能损害者，如心室肥厚和扩张、心脏瓣膜损害、陈旧性心肌梗死、肥厚心肌病等，则对心功能的影响更为明显。房颤常是诱发和加重心衰的主要原因。

2）器质性心脏病合并房颤

器质性心脏病患者发生房颤时症状较重，当心室率＞150次/分钟时还可诱发冠心病患者心绞痛、二尖瓣狭窄患者急性肺水肿，以及原有心功能障碍患者急性心衰。发生急性心衰或严重心衰者，容易出现死亡。

3）心衰合并房颤

心衰合并房颤时，房颤是引起心源性死亡的重要危险因素。

4）阵发性房颤

阵发性房颤反复发作和终止引起窦性静止是心室停搏的重要原因。房颤引起心室停搏可导致脑供血不足而发生黑矇、晕厥，心室搏动间期达3秒或以上可引起心脏骤停，致患者猝死。

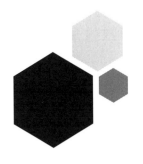

房颤的分类

37

什么是阵发性房颤和持续性房颤？

近年来随着研究的深入，按照房颤发作的频率和持续时间进行分类已成为共识。

1）阵发性房颤

阵发性房颤是指发作后7天内可自行或干预终止的房颤。

2）持续性房颤

持续性房颤是指持续时间超过7天的房颤。持续性房颤可以是心律失常的首发表现，也可以由阵发性房颤反复发作、发展为持续性房颤。持续性房颤不再仅是心脏电活动紊乱，它往往伴随心脏结构异常，如心肌细胞、细胞外基质、微血管改变以及内皮细胞重构等。

房颤的发生、发展与遗传学异常、生理状态、年龄、性别、结构性心脏病、心律失常、其他系统疾病（如糖尿病、肿瘤、肥胖等），以及手术、药品滥用成瘾等多重危险因素相关。

38

什么是长程持续性房颤？

长程持续性房颤定义为房颤持续时间超过12个月，是房颤疾病进展过程中更为终末的阶段。

长程持续性房颤是目前治疗的难点，成功率低而复发率高，内科和外科医生都在为进一步提高其治疗的成功率而努力。

目前来说，外科治疗房颤的优势明显，复发率低，消融位置准确，消融线质量高，可切除左心耳，但也存在无法验证电学隔离等缺点。内科导管治疗则可实现电学角度隔离，能完成二、三尖瓣峡部等特殊部位的消融，但主要有消融线不透壁、不能处理心外膜的自主神经节和Marshall韧带、左心耳封堵不合适的局限性。内外科联合的杂交手术则能实现内外科治疗的优势互补，或许才是长程持续性房颤的最佳"终结者"。

39

什么是术后新发房颤？

术后新发房颤是术后30天内的任何房颤事件，是术后最常见的心律失常。

文献报道，术后房颤发生率在非心脏手术患者为8%，在非心脏胸科手术患者为3%～30%，在心脏手术患者可达16%～46%。术后房颤的发生会导致预后恶化，如住院时间延长、医疗费用增加及病死率上升。术后新发房颤的发生和维持机制尚未完全明确，目前认为是多因素共同作用的结果。术后新发房颤的发生是手术相关急性因素及术前心房重构叠加效应的结果。术前多种因素与外科术后新发房颤的发生有关，如高龄、高血压、糖尿病、心肌梗死、心室肥厚、肥胖、睡眠呼吸暂停等，其中高龄是外科术后新发房颤最关键的危险因素之一。

房颤主要发作于术后72小时。临床医生通过延长监护时间、观察患者症状体征、心电图检查可以早期诊断房颤。大多数术后新发房颤，经及时治疗可缓解，持续时间短暂，具有自限性。但是影响到血流动力学稳定且持续时间＞48小时的术后新发房颤者，脑梗死的风险明显增加。

40

什么是"房颤促房颤"?

房颤促房颤就是房颤自身会促进房颤的发生。

1995年荷兰的科学家发现：没有患房颤的山羊发作房颤时持续的时间最短，患过房颤的山羊再次发作房颤时持续的时间次之，患房颤时间长的山羊再次发作房颤的持续时间最长。概括起来说就是越房颤，越容易房颤。

随后的研究也证实随着房颤持续时间延长，心房肌的有效不应期逐渐缩短，利于快速频率的形成，房颤易于维持。现实生活中也有很多患者发现房颤发作的频率会越来越频繁，持续时间会越来越长，甚至成为持续性房颤。

因此，房颤本身是一种进展性疾病，需要积极地治疗。有了房颤千万别拖着，觉得一年发作几次没什么，一定要及早控制，阻止房颤的继续发展。

41

什么是增龄性房颤？

房颤是一种增龄性疾病，发病率随患者年龄增加而升高。

有研究显示，随着年龄的增长，60岁以下的房颤患者发病率为1%，75～84岁的房颤患者高达12%，有1/3的患者年龄达到80岁以上。年龄每增长10岁，房颤的发病率就增加1倍。

年龄作为房颤发生的独立危险因素，在多层次、多方面改变着心房和肺静脉的功能与结构，为房颤的发生提供了条件。随着年龄的增长，患者的窦房结功能逐渐减退，窦房结的起搏电流和超级化激活环核苷酸门控通道的表达递减；与此同时，在肺静脉和心房则出现起搏电流和超级化激活环核苷酸门控通道的表达增加，是增龄性房颤发生和维持的重要机制之一。

42

为什么说房颤是快速心律失常病?

房颤是在临床上很常见的一个疾病，但很多人却不太了解，对于房颤和心律失常之间的区别也不是很了解。

房颤其实是一种很常见的心律失常，经常发生在中老年人的身上。发生房颤的时候，心跳会变得非常不规律，有些患者的心房率甚至会达到350～600次/分钟，心室率通常在100～160次/分钟，心跳的速度快而没有规则，所以会引起一系列的临床症状。心律失常是一个总称，房颤只是其中的一种。早期的房颤发作时一般心室率都比较快，患者大多有心慌、心悸的症状，但发作时间比较短，难点在于难以及时做心电图予以诊断。如果发作时间比较长或及时就医，一般都能得到及时的诊断和治疗。

发病多年的"老房颤"，如果心室率不快，患者反而没有明显的症状，导致很多患者甚至医务人员都没有引起重视，等到疾病加重，发生心衰或者出现脑卒中时，治疗效果就会大打折扣。

房颤的分类

房颤的治疗

43

房颤的治疗方法主要有哪些？

房颤的治疗方法主要包括药物治疗、电复律、导管消融、微创外科消融及杂交消融手术治疗。

1）药物治疗和电复律

药物治疗主要是服用抗心律失常药物，以及改善心功能的辅助药物，如利尿剂和抗心衰药物。服用抗心律失常药物的目的主要是希望能控制好心律或心室率，当然最好能恢复成窦性心律，并维持心室率在60～80次/分钟，患者感到舒适的范围。有些患者初发或心室率过快时，可采用电复律的方式恢复窦性心律和控制心室率，但容易复发。

2）导管消融

近年来，导管消融在治疗房颤患者维持窦性心律和改善生活质量等方面的疗效优于抗心律失常药物。临床研究也进一步证明了导管消融对房颤治疗的安全性和有效性。对于阵发性房颤来说，导管消融的成功率可达到70%～80%；但对于持续性房颤来说，效果不甚理想，成功率仅为30%～50%，多次消融提高的效果也有限。

3）微创外科消融手术

微创外科消融手术治疗房颤的效果比较确切，对各种房颤的治疗成功率都可达到85%以上，复发率低，是比较理想的治疗方法。但微创外科消融术的创伤比导管消融大。

4）杂交消融手术

杂交消融手术是指应用导管消融及微创外科消融两种技术联合治疗房颤。杂交消融手术的优势集中了导管消融和微创外科消融所有的优点，避免了两者的不足，因而成功率更高。

44

房颤治疗就是要控制节律吗？

心室率控制和节律控制是改善房颤患者症状的两项主要治疗措施。

节律控制是指尝试恢复并且维持窦性心律，即在适当抗凝和心室率控制的基础上进行包括心脏复律、抗心律失常药物治疗和/或消融治疗。

恢复和维持窦性心律是房颤治疗中不可或缺的一部分。窦性心律是人类的正常心律，理论上采取节律控制可恢复房室顺序，改善预后。但目前比较节律控制和心室率控制的临床试验均未发现二者在主要心血管事件（脑卒中/栓塞、住院、心衰）和病死率上存在差别。影响病死率的多因素分析显示，维持窦性心律是降低病死率的保护性因素；抗心律失常药物是增加病死率的因素。因此，节律控制的获益可能被抗心律失常药物的不良反应所抵消。

上述研究主要是基于抗心律失常药物控制节律的研究。其后，通过导管消融进行节律控制的研究显示房颤消融术能够改善房颤患者的生活质量；改善房颤合并心衰患者的心功能；改善左心室射血分数（LVEF）。多数阵发性房颤可进展为持续性房颤，随着时间推移将导致心房发生不可逆的电重构和结构重构，早期进行节律控制可能有益于阻止房颤的进展。

节律控制适用于经充分心室率控制治疗后仍有症状的房颤患者，其他适应证还包括心室率不易控制的房颤患者、年轻患者、心动过速性心肌病患者、初发房颤患者以及有节律控制意愿的患者。

45

房颤治疗时如何控制好心室率?

对于有房颤并伴快速心室率者（休息时心室率＞100次/分钟），必须进行减慢和控制心室率的治疗。心室率减慢后患者的症状减轻，血流动力学状态改善，甚至可以自行复律，可达到预防心动过速性心肌病和减少抗心律失常药物使用等目标。

1）减慢和控制心室率的治疗

一般认为在休息状态时心室率控制在60～80次/分钟，中等程度活动时心室率控制在90～110次/分钟，用力活动时心室率控制在120～170次/分钟，可采用动态心电图或分级平板运动试验来进行评估。临床实践中应根据患者具体情况进行调整。

2）常用治疗措施

（1）β受体阻滞剂：是控制心室率比较好的药物，如美托洛尔或普萘洛尔等。但因其对心脏抑制作用大、易致支气管痉挛等原因，运动耐量不增加和老年人应用时须慎重，适用于无器质性心脏病患者。

（2）钙通道阻滞剂：如地尔硫卓或维拉帕米，是迅速控制心室率的一线药物。地尔硫卓因心脏抑制作用小而应用较多，根据病情缓急可静脉或口服治疗，静脉应用时5～10分钟即达峰值，起效快，有效率达90%以上。维拉帕米因生物利用度低等原因，临床应用较前者少。

（3）洋地黄类药物：静脉应用时起效时间为5～10分钟，达到峰值时间为30～60分钟，起效相对较慢，对控制活动时心室率疗效不及前两者，仅适用于伴有心功能欠佳的患者。

（4）伴有预激综合征的快心室率房颤患者：如果患者心室率极快（300～400次/分钟）并有血流动力学改变（低血压），应立即直流电转复。若心室率中等度增快且血压稳定，可静脉注射普鲁卡因胺，也可以静脉注射盐酸普罗帕酮（心律平）、胺碘酮。预激综合征合并房颤时忌用毛花苷C（西地兰）和维拉帕米。西地兰可使某些患者旁路不应期缩短，心室率突然增快。维拉帕米抑制房室结传导，而促进旁路下传，易诱发极速型房颤（心室率＞180～200次/分钟）和血流动力学障碍，甚至导致室性心动过速或室颤等严重后果。

（5）手术治疗：最有效的办法是通过手术治疗尽量让患者恢复窦性心律。

46

如何选择房颤的治疗策略？

房颤治疗主要是在适当抗凝基础上，控制好心室率和心脏复律。

1）心室率控制

心室率控制是目前房颤管理的主要策略，也是房颤治疗的基本目标之一，通常可明显改善房颤的相关症状。临床医生应根据患者的基础疾病、全身情况和患者意愿选择治疗策略。房颤心室率控制包括急性心室率控制和长期心室率控制。对于需急性心室率控制的房颤患者，应评估心室率增快的原因，根据患者的临床特征、症状、LVEF和血流动力学特点选择合适的药物。长期心室率控制方法包括长期口服药物控制心室率以及房室结消融＋永久性心脏起搏器植入。房颤患者接受心室率控制治疗时，除参考循证证据外，需根据患者的症状及合并症、心功能状态等情况个体化地决定心室率控制目标。

2）节律控制

节律控制是指尝试恢复并且维持窦性心律，即在适当抗凝和心室率控制的基础上进行包括心脏复律、抗心律失常药物治疗和/或消融治疗。恢复和维持窦性心律是房颤治疗中不可或缺的一部分。

47

胺碘酮在治疗房颤时的注意事项有哪些？

胺碘酮（商品名可达龙）是常见的抗心律失常药，在房颤患者中使用很广泛且有效。但在使用胺碘酮的时候仍有以下几个注意事项需要关注。

1）过敏反应

碘过敏者对胺碘酮可能也过敏，需要注意。

2）对诊断的干扰

（1）心电图变化：例如，P-R及Q-T间期延长，服药后多数患者有T波减低伴增宽及双向，出现u波，这并非停药指征。

（2）极少数患者服用后有转氨酶和碱性磷酸酶水平增高。

（3）甲状腺功能变化：胺碘酮可抑制周围甲状腺素（T_4）转化为三碘甲腺原氨酸（T_3），导致T_4及反三碘甲腺原氨酸（rT_3）水平升高和血清T_3水平轻度下降，甲状腺功能检查通常不正常，但临床并无甲状腺功能障碍。甲状腺功能检查不正常可持续至停药后数周或数月。

3）下列患者应慎用或禁用

① 严重窦房结功能异常者；② Ⅱ或Ⅲ度房室传导阻滞者；③ 心动过缓引起晕厥者；④ 各种原因引起肺间质纤维化者。

4）不良反应

胺碘酮多数的不良反应与剂量有关，故长期服药者应尽可能用最小的有效维持量，并定期随诊。用药期间应注意随访检查：① 血压；② 心电图，口服时应特别注意Q-T间期；③ 肝功能；④ 甲状腺功能，包括T_3、T_4及促甲状腺激素（TSH）水平，每3～6个月检查1次；⑤ 肺功能、胸部X线片，每6～12个月检查1次；⑥ 眼科。

5）剂量

胺碘酮口服作用的发生及消除均缓慢，临床应用根据病情而异。对危及生命的心律失常宜用短期较大负荷量，必要时静脉负荷；而对于非致命性心律失常，应用小剂量缓慢负荷。

6）药物的相互作用

胺碘酮的半衰期长，故停药后换用其他抗心律失常药时应注意药物之间的相互作用。

总之，胺碘酮的使用需要在医生指导下进行，并定期进行检查。

48

房颤导管消融术的原理是什么？

房颤导管消融术就是应用射频消融导管从股静脉进入左心房，通过解剖及电生理技术，在选定的左心房位置上消融心内膜产生损伤线，以隔离房颤波向外传导，并尽可能消融引起房颤的局灶激动和折返波。

导管消融线路的设计（图1）主要有以下各种：环肺静脉电隔离就是要完全阻断肺静脉内局灶激动向心房传导，附加的顶部线、前壁线、峡部线等就是阻断房颤的折返波。同时，根据电生理的标测，寻找复杂碎裂心房电位并将其消融。导管消融线对大部分阵发性房颤的效果较好，但对持续性房颤的效果较差，容易复发。

导管消融并没有处理左心耳，因而对于复发患者来说，还要进行抗凝治疗，这也是导管消融的不足之处。

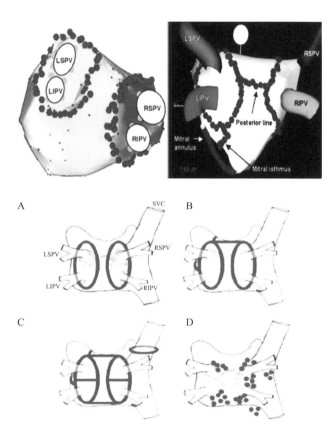

图1 房颤导管消融术的原理

[注] A. 环肺静脉电隔离；B. 环肺静脉加顶部线、二尖瓣及三尖瓣峡部线、前壁线；C. 在B图的基础上附加肺静脉间消融线、后壁底部线及上腔静脉隔离；D. 转子或复杂碎裂心房电位消融部位。LSPV：左上肺静脉；LIPV：左下肺静脉；RSPV：右上肺静脉；RIPV：右下肺静脉；Mitral annulus：二尖瓣环；Mitral isthmus：二尖瓣峡部；posterior line：后缘；SVC：上腔静脉 [引自 Heart Rhythm, 2012, 9(4): 632−696, e21.]

49

肺静脉隔离消融在房颤消融术中扮演什么角色？

1998年，Haissaguerre等研究发现94%的房颤触发灶源于肺静脉，消融肺静脉在一定程度上可以根治房颤，开创了房颤的消融时代。肺静脉肌袖是房颤发生的最重要触发灶，肺静脉隔离已被广泛接受并视为房颤消融的基石。

房颤的发生机制包括触发和维持机制。触发因素主要是肌袖病灶（肺静脉、上腔静脉、冠状静脉等）内异常电活动驱动房颤形成，肺静脉肌袖产生的异位兴奋灶是阵发性房颤的主要病因。因此，彻底的肺静脉电隔离可有效治疗阵发性房颤。

持续性房颤的机制较为复杂，包括触发和维持机制，而且维持因素即左心房电重构和结构重构有更重要的作用。由于维持机制相对复杂，因此持续性房颤消融治疗成功率低于阵发性房颤。环肺静脉消融治疗持续性房颤兼顾了去除房颤触发和维持两种因素。如果在环肺静脉消融策略的基础上，增加左心房顶部、左房后壁、二尖瓣和三尖瓣峡部消融及碎裂电位消融，则可以提高持续性房颤消融的成功率。

50

自主神经节消融在房颤消融术中扮演什么角色？

近年来，自主神经系统被认为在房颤的发生和维持中起着非常重要的作用，心脏自主神经重构可能是促进心房颤动发生和维持的重要结构基础，已成为心房颤动防治研究的热点之一。

心房结构重构及电重构是引起房颤发生和维持的重要结构基础，而房颤又可促进重构的进一步发生。自主神经张力的异常和心房神经分布重构是心房电重构、结构重构和功能重构始动和维持的关键环节。大量研究已证实，在房颤中心房存在明显的自主神经重构，使心脏自主神经功能失衡可引发房颤；而房颤电重构又会导致自主神经重构加重，使得交感神经和迷走神经的张力平衡进一步被破坏，从而使房颤易于维持或成为其复发的基础。总之，自主神经重构与房颤有着密切联系。自主神经功能失衡可引起房颤，房颤又会导致自主神经重构，从而使房颤易于维持。

因此，对房颤患者合理地干预自主神经、逆转自主神经重构将有利于改善其预后。目前，针对心脏表面自主神经系统进行干预的心脏自主神经节消融术已被临床广泛应用，在一定程度上提高了房颤消融术的成功率。

51

房颤导管消融治疗的效果如何？

近年来，多项研究表明导管消融治疗房颤在维持患者窦性心律和改善生活质量等方面优于抗心律失常药物治疗，导管消融治疗对房颤患者的安全性和有效性也得到进一步证实。

1）阵发性房颤

临床试验结果表明，导管消融对于阵发性房颤患者在维持窦性心律、减少房颤负荷、改善症状和运动耐量、提高生活质量等方面均明显优于抗心律失常药物。最新研究证实，导管消融作为阵发性房颤的起始治疗安全有效，这些结果为导管消融作为阵发性房颤一线治疗提供了依据。

2）持续性房颤

随着一系列临床试验的发布及导管消融经验的积累，导管消融在持续性房颤治疗中的作用较先前有所提高。一般认为，无心脏器质性病变或病变轻微、左心房内径＜45 mm、房颤持续时间较短、年龄＜65岁、心房波相对"不碎"者可从导管消融中获益。

3）长程持续性房颤

近年来，一些有经验的中心已将导管消融用于长程持续性房颤的消融，并取得一定成功率，但常需多次消融。消融术式也较复杂，除肺静脉电隔离外，多需标测并消融肺静脉外的触发灶，消融时间通常较长，消融伴随的风险也较单纯肺静脉电隔离高，其晚期复发率和临床疗效尚需进一步研究。

52

房颤导管消融失败后怎么办？

肺静脉内异常电活动触发房颤是近年来被公认的房颤重要的发生机制，房颤导管消融手术主要是隔离肺静脉前庭，以阻断肺静脉内异位兴奋灶触发房颤。

导管消融从心内进行，通过射频消融点构筑线路来隔离肺静脉前庭。但是，消融点是否紧密相连而没有缝隙，消融点构成的线是否透壁，即使透壁的隔离线术后是否再通，这些都是手术成功的关键，而这些因素在导管消融时确实难以控制。对于左心房大的患者来说，可能还要增加辅助消融线如左房顶部线（图1）。所以，房颤导管消融成功率在阵发性房颤患者为50%～70%，在持续性房颤为30%～50%，复发率还是较高的。

房颤导管消融失败后怎么办？

（1）可以再试一次导管消融。

（2）做微创外科房颤消融术。

（3）继续药物治疗。对于药物治疗仍无法控制的房颤，建议首选微创外科房颤消融术。

53

房颤可以用外科手术治疗吗？

房颤的治疗最早起源于外科，而且外科治疗房颤的效果特别好。James Cox 教授在 1987 年就研究了治疗房颤的外科手术技术，并最终设计了 Cox Ⅲ 型迷宫手术术式，通过左心房、右心房的切割分离，消除房颤兴奋灶的传导、房颤波的折返，其术后 5 年窦性心律维持率可高达 95% 以上。但是由于其手术较复杂、创伤较大，患者大多不太愿意接受，因而临床推广受到限制。

近年来，随着射频消融技术的发展，微创外科应用消融钳进行房颤消融手术，取得了十分有效的治疗效果。微创外科消融房颤是在全胸腔镜下应用消融钳进行，创伤大大减小。消融钳进行消融时，夹住肺静脉前庭在同一位置进行多次透壁消融，还可作多条辅助消融线，所以消融线路连续、完整、透壁，电隔离与阻断效果好，因而成功率高，术后不易复发。微创外科术中还可以损毁自主神经节和 Marshall 韧带，这些都有助于提高手术成功率。另外，微创外科消融术中可以同时切除或闭合左心耳，这样术后就不用长期抗凝，不会发生左心耳血栓栓塞与脑卒中。

54

房颤微创外科手术的效果如何？

常规的房颤外科手术要求锯开胸骨、在体外循环辅助心脏停搏下进行，所以创伤比较大。近年来，随着射频消融技术及微创外科的发展，房颤外科应用消融钳进行消融手术，此类手术可以在全胸腔镜下应用消融钳进行，只需在左、右两侧胸壁上各打3个2厘米的孔就可完成手术，创伤大大减小。而且，微创房颤外科手术应用消融钳做的消融线具有很好的连续性、完整性、透壁性，电隔离与阻断效果好，疗效显著。微创外科治疗房颤的成功率高，术后不易复发，无论对于阵发性房颤、还

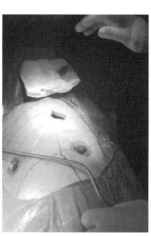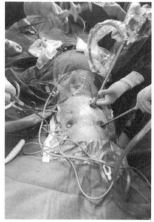

图2　微创外科消融手术

是持续性房颤，成功率可达到85%～95%，恢复正常窦性心律效果好。

另外，微创外科消融手术（图2）还同时切除了左心耳，这样术后就不用长期抗凝、不会发生左心耳血栓栓塞与脑卒中。也就是说，房颤可以进行微创外科手术治疗，而且是同时进行了两个手术，既治疗了房颤又切除了左心耳，效果好、费用低。

房颤的治疗

55

梅氏房颤消融术是如何治疗房颤的？

随着射频消融技术及微创外科的发展，双极射频消融钳越来越多地被应用到房颤消融手术中，消融手术可以在全胸腔镜下应用消融钳进行，称之为房颤微创外科手术。

2005年Wolf教授发明了微创迷宫手术，在左、右两侧胸壁上各打3个2厘米的孔就可完成左右肺静脉隔离手术，同时切除左心耳。

2009年梅举教授发明了梅氏房颤消融术（图3），其特点如下。

（1）仅需在左侧胸壁作3个1～2厘米的小孔，大大减少了创伤。

（2）术中用双极射频消融钳完成的隔离线路完整、连续、透壁，同时切除左心耳，并且还能作3条重要的辅助隔离线，因而电隔离效果好。

（3）术中还损毁了自主神经节和Marshall韧带，提高了房颤的治愈率。

房颤微创手术中切除左心耳十分重要。因为房颤时左心房及左心耳内血流速度变慢，易发生瘀滞，使得左心耳内附壁血栓形成，刚形成的血栓不易粘牢于房壁上而容易脱落，血栓脱落后进入体循环产生动脉栓塞。如果血栓脱落栓塞脑部动脉，则导致脑卒中。梅氏房颤消融术是目前世界上最完善的房颤消融术式之一，创伤小，线路全，切除左心耳，损毁了自主神经节和Marshall韧带，近、远期效果良好，在国内外得到广泛的推广和应用。

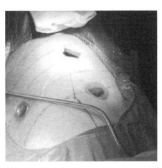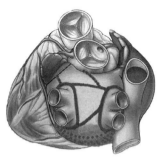

图3　梅氏房颤消融术

56

梅氏房颤消融术的第三道消融环有什么特殊意义？

梅氏房颤消融术（Mei mini maze procedure）的主要内容包括：双侧肺静脉隔离消融、自主神经节消融、二尖瓣环峡部消融、左心房顶部消融、左心耳切除、Marshall韧带切断及连接左、右肺静脉消融环的环左心房消融。

连接左、右肺静脉消融环的环左心房消融环即是梅氏房颤消融术的第三道消融环（图4）。环左心房消融环不仅连接了左、右肺静脉消融环，而且消融了左心房顶部和左心房前、后壁，可有效地打断左心房顶部及左心房后壁的异常折返环或隔离兴奋灶。

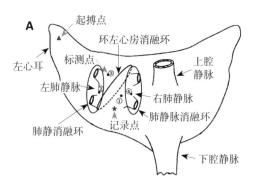

图4 梅氏房颤消融术的第三道消融环

［注］①～④为标测点

此外，梅氏房颤消融术的第三道消融环（环左心房消融环）是应用双极射频消融钳消融完成。该消融环具有完整的透壁性，可达到彻底隔离兴奋灶和阻断房颤折返的效果。与单纯环肺静脉消融相比，环左心房消融联合环肺静脉消融可以更有效的终止房颤的维持、抑制房颤的复发，提高房颤的治疗效果。

房颤的治疗

57

双极射频消融钳完成的
消融线有什么优势？

双极射频消融钳是通过组织电导率的变化作为衡量完全透壁消融的指标，通过测量消融钳之间组织电导率的下降，发现透壁消融并可控制消融时间，因而双极射频消融钳完成的消融线具有很好的透壁性、连续性和完整性。

与经典迷宫手术和其他消融技术相比，双极射频消融术具有以下优点：

（1）避免心房多部位切口及术后出血。

（2）操作简便，易于掌握和推广。

（3）具有消融透壁后自动提示功能，消融效果肯定，房颤转复为窦性心律的远期成功率高。

（4）明显缩短了心肌缺血时间、体外循环时间和手术时间，创伤小，并发症少。

58

房颤微创手术的关键技术及其术式有哪些？

房颤微创外科手术主要是应用双极射频消融钳，在全胸腔镜下对左心房进行透壁隔离消融。

1）房颤微创手术的关键技术

（1）微创手术。

（2）隔离消融线路要完整：就是说，线路要尽量完整，环肺静脉消融是必须的，左心房后壁、顶部线与环肺静脉消融线要形成双极射频消融钳隔离双侧肺静脉（BOX）。

（3）消融线路要透壁：尽可能用消融钳而不是消融笔，这样才能达到完全电隔离。

（4）术中要损毁自主神经节、Marshall韧带，以及消融冠状静脉窦壁。

（5）切除左心耳。

2）房颤微创手术的方式

（1）双侧开胸的微创房颤消融术：需双侧胸壁打孔，消融钳作双侧肺静脉消融，切除左心耳。

（2）梅氏房颤消融术：仅需要在左侧胸壁作3个1～2厘米的小孔，创伤大大减小；术中用消融钳完成的隔离消融线路非常完整，除了作双侧肺静脉消融，还作了左心房后壁的连线消融，完成了左心房的BOX消融，同时切除左心耳，还能作3条重要的辅助隔离线，电隔离效果好，房颤治愈率高。梅氏微创房颤消融术对阵发性房颤和持续性房颤的成功率可达到85% ～ 95%。

59

房颤微创外科消融后的
注意事项有哪些？

1）心律失常监测

房颤术后心悸可能由室性早搏和房性早搏引起，而部分复发房颤是无症状的，因此单凭有无症状是不能有效地评估术后房颤复发的。住院期间，患者可以应用持续心电监护，标准心电图和24小时动态心电图等监测。出院后，要求患者按规定时间（一般为出院后第1、3、6、12、18、24个月）至门诊复查24小时动态心电图，或者患者出现心悸，自触脉搏不规律等症状时至医院行心电图检查。

2）心功能监测

术前有心功能不全、瓣膜反流或同期行瓣膜置换（成形）的患者，术后需复查心脏超声，对比术前资料，明确患者术后心功能状态。出院以后需3个月至半年内复查心脏超声，门诊定期随诊。

3）冠状动脉CT血管成像

房颤消融联合冠状动脉搭桥的患者，出院前需复查冠状动脉CT血管成像。出院后半年至1年内，再次复查冠状动脉CT血管成像，明确冠状动脉血管情况。

60

房颤患者行微创外科消融手术后可以坐飞机吗？

上海交通大学医学院附属新华医院心胸外科梅举教授独创了治疗房颤的梅氏房颤消融术，是目前国际上成功率最高、创伤最小的房颤微创外科手术之一，只需在单侧胸腔操作，便可以完成双侧肺静脉隔离、左心房线性消融、左心耳切除、自主神经节及Marshall韧带消融等操作。

该术式融合了微创胸腔镜技术和射频消融技术，术中保持心脏自主跳动的状态，避免X线照射带来的损伤。并将以往双侧胸壁的切口减少为单纯左侧胸壁的3个"小孔"，进一步减轻手术创伤。

大多数患者术后当天就可脱离气管插管，术后第2天即可下床活动，术后5～7天可康复出院。因此，大多数外地患者接受梅氏房颤消融术后，出院时可乘坐飞机返回原居住地。

61

内科导管消融与外科消融治疗的区别是什么?

James Cox教授在1987年就研究了房颤的外科手术技术, 并最终设计了Cox Ⅲ型手术术式, 通过左心房、右心房的切割分离, 消除房颤兴奋灶的传导、房颤波的折返, 其术后5年窦性维持率可高达95%以上。近年来, 由于射频消融技术的发展, 微创外科应用消融钳进行房颤消融治疗, 取得了十分有效的治疗效果。

内科导管消融应用射频导管从心内消融, 在血液中进行, 能量容易丢失, 在左心房内膜上消融线路难以连续与透壁, 因而隔离肺静脉内的兴奋灶效果不理想, 房颤容易复发, 成功率低。

微创外科消融房颤, 是在全腔镜下应用消融钳进行的, 创伤也大大减小。消融钳进行消融时, 夹住肺静脉前庭在同一位置多次透壁消融, 还可作多条辅助消融线, 所以消融线路连续、完整、透壁, 电隔离和阻断效果好, 因而成功率远比导管消融高, 房颤不易复发。另外, 微创外科消融手术时还同时切除了左心耳, 术后不用长期抗凝也不会发生左心耳血栓栓塞与脑卒中。

62

房颤患者可以同时采用内科介入与
外科手术治疗吗？

房颤导管消融术就是应用射频导管从股静脉进入心脏左心房，在标定的左心房位置上消融心内膜产生损伤线，以隔离房颤波向外传导，并尽可能消融引起房颤的局灶激动和折返波。导管消融的环肺静脉电隔离线就是要完全阻断肺静脉内局灶激动向心房传导，附加的顶部线、前壁线、峡部线等就是阻断房颤的折返波。但是导管消融在心膜面进行，常常是不透壁与不连续的，有的消融点经一段时间后可能会愈合而造成再通，这是导管消融房颤后复发的根本原因。因此，仅仅导管介入治疗对持续性房颤来说，效果较差。

微创外科消融房颤是在全腔镜下从心外膜应用消融钳进行的消融，消融线透壁，电隔离与阻断效果好，因而成功率高，房颤不易复发。微创外科术还可以切除左心耳，损毁自主神经节和Marshall韧带，这些均可提高手术成功率并有效降低房颤术后再发脑卒中的风险。但微创外科不能进行电生理精准标测，不能在右心房进行消融，因而，对于部分房颤患者来说，还是需要导管来进行电生理标测及"补点"。因此，对于病情复杂的患者，要结合导管消融与微创外科的各自优点同时治疗房颤，这样效果会更好。

63

什么是房颤杂交手术，如何进行？

房颤杂交手术是指应用内科及外科两种技术联合起来治疗房颤。房颤杂交手术充分利用内外科各自的优点，能够进行心内膜、心外膜消融及电生理标测，大大提高了房颤治疗的成功率。

房颤的杂交手术分为两类，一类为"一站式"杂交手术，另一类为分期杂交手术。

1）一站式杂交手术

对于孤立性房颤患者进行心外膜消融和心内膜导管消融同期手术，在同一手术室进行。先进行外科房颤手术，作好消融线路，切除左心耳，同时消融交感神经节等；然后再进行内科导管消融与电生理标测手术，以提高消融的成功率。

2）分期杂交手术

分期杂交手术是指经外科治疗的房颤患者，术后 3 ~ 12 个月房颤复发，再次进行心内导管消融手术。手术时进行电生理标测，寻找房颤复发的原因，以补充外科消融后再通的漏点，消除异位兴奋灶，恢复窦性心律。分期杂交手术因为不在同一时间、同一手术室进行，对患者手术创伤较小，对医院手术室的要求也相对较低。对于部分复杂的房颤患者，如病程超过 10 年的长程持续性房颤、既往多次导管治疗复发或失败、左心房明显扩大等患者进行杂交治疗，会有很好的获益。

房颤的治疗

64

梅氏房颤消融术主导的
房颤杂交手术是如何完成的？

梅氏房颤消融术主导的房颤杂交手术分为一站式杂交手术和分期杂交手术两种方法。

1）一站式杂交手术方法

在杂交手术室进行，先行梅氏微创房颤消融术（左胸径路微创外科房颤消融手术），外科消融结束后，立即行心内导管标测和消融。患者全麻下取右侧卧位，单肺通气，左胸侧后壁作3个直径1～2厘米的孔，在电视胸腔镜辅助下完成梅氏微创房颤消融术。

梅氏房颤消融术结束后，使患者恢复平卧位，消毒两侧腹股沟区域，穿刺两侧股静脉，置入冠状静脉窦电极导管和右心室心尖部电极导管。房间隔穿刺成功后，行肺静脉造影，以Lasso Nav标测导管或PentaRay标测导管行左心房、肺静脉的三维建模和高密度标测。如果肺静脉或左心房后壁残存传导缝隙，应用NaviStar SamrtTouch消融导管进行消融，直至肺静脉或左心房后壁双极射频消融钳隔离双侧肺静脉（BOX）实现电学隔离，随后进行左心房其他部位和右心房的基质改良。最后行左心房前壁线（心外膜消融的对应部位）和右心房三尖瓣峡部线消融，直至实现双向阻滞。

2）分期杂交手术方法

患者第1次入院时，只做梅氏房颤消融术，术后处理及随访措施同一站式杂交手术。术后随访满3个月后，如患者房颤复发，根据患者意愿，在术后1年内再次入院行心内导管标测和消融，完成分期杂交手术。

梅氏房颤消融术主导的房颤杂交手术可显著改善复杂房颤患者的预后。

65

房颤杂交手术的优势是什么？

1）导管消融术

房颤导管消融术就是应用射频导管经股静脉、右心房、房间隔进入心脏左心房，通过磁导航及电生理技术作环肺静脉电隔离消融线，阻断肺静脉内局灶激动向心房传导。同时，还可作一些附加线，如顶部线、前壁线、峡部线等，阻断房颤的折返波。另外，还可根据电生理的标测，寻找复杂碎裂心房电位（CFAEs）并将其消融。

导管消融的缺点是消融线路不是完全连续、透壁的，再通的可能性较大，因而复发可能性高。其优点是可能精细标测二尖瓣峡部消融线、再通点与CFAEs的位置而定点消融。

2）微创外科消融

消融钳夹住肺静脉前庭在同一位置多次透壁消融，还可作多条辅助消融线，如左心房后壁的BOX透壁的消融连线，所以消融线路完整、连续、透壁，电隔离和阻断效果好。微创外科术中还可以作一些必要的消融辅助线，损毁自主神经节和Marshall韧带，也可提高手术成功率。重要的是，微创外科消融手术时可同时切除左心耳，因而解决了绝大多数问题。如果先做外科手术或术后房颤复发了再进行导管杂交手术，那么导管标测就可找到外科辅助线上的再通点或者右心房的CFAEs，并将其消融，这样房颤治愈的可能性就大大提高了。也就是说，杂交手术的优势是集中了内外科所有的优点，避免了两者的不足，因而极大地提高了复杂房颤患者治疗的成功率。

房颤的治疗

66

哪些房颤患者可以进行杂交手术？

房颤杂交手术是指应用内科和外科两种技术联合起来治疗房颤，分为一站式和分期式杂交手术。

1）一站式杂交手术

房颤内外科一站式杂交手术是指对于孤立性房颤患者进行微创心外膜消融与心内膜导管消融同期手术，先进行外科房颤手术，然后再进行内科手术，以提高消融的成功率。

（1）适应证：① 药物治疗无效的房颤，类型不限，包括阵发性、持续性和长程持续性，尤其是希望通过一次手术获得较高成功率的患者；② 导管介入消融治疗失败的房颤者；③ 左心房内径＞45毫米，或持续性房颤时间超过3年的患者；④ 有缺血性脑卒中病史，脑卒中原因确诊或高度怀疑是心源性的；⑤ 虽无脑卒中史，却是缺血性脑卒中的高危患者（CHA_2DS_2-VASc ≥ 3分）；⑥ 无法长期抗凝治疗或出血的高危患者（HAS-BLED ≥ 3分）；⑦ 左心耳无血栓，或左心耳血栓明确局限于左心耳尖端的患者。

（2）禁忌证：① 一般情况不能耐受手术或恶性肿瘤预期寿命有限的患者；② 有心脏或左胸手术病史，或左胸有重大外伤史；③ 严重心功能不全，射血分数＜30%且规范药物治疗不能有效改善，或肺功能较差、无法耐受单肺通气的患者；④ 合并需要手术治疗的冠心病、瓣膜病或结构性心脏病的患者；⑤ 左心房内径＞70毫米、左心房内有血栓、左心耳血栓较大或位于左心耳开口附近的患者。

2）分期杂交手术

分期杂交手术是指经外科治疗的房颤患者，术后3～12个月内房颤复发，再次进行心内导管消融。其适应证与一站式杂交手术相当，只是相对更宽松，因为不是同时手术，创伤小、禁忌证少，只要左心耳没有血栓就可以。

67

房颤杂交手术后的注意事项是什么？

房颤患者行杂交手术后，不同阶段应注意以下事项。

1）术后

房颤杂交手术后应立刻监护各种生命体征，保持血压、心室率、呼吸频率在正常范围。先静脉应用胺碘酮每小时30～60毫克维持，术后第1天起每日口服胺碘酮200毫克至术后3个月。胺碘酮禁忌患者改用倍他乐克，如心动过缓则停用相关药物，用临时起搏器起搏。如有房颤复发可电复律。

2）术后早期

注意预防术后感染，应用相关的抗生素，并监测血常规。注意胸部体疗，保持引流通畅。拔除引流管后复查心脏彩超和胸部X线片。

3）术后抗凝

注意观察各穿刺点、胸管引流量和颜色。如引流，多用鱼精蛋白中和，必要时给予止血药物。引流量无特殊，术后第2天开始抗凝，华法林（INR 2.0～3.0）或新型口服抗凝药至术后3个月。由于左心耳已切除，因此不要求患者术后长期抗凝，一般抗凝3个月就可以了。

68

左心耳有什么作用？

左心耳不仅具有独立于左心房体部的功能，而且对缓解左心房压力，保证左心室充盈起重要作用。

正常的左心耳具有以下几个主要的作用：

（1）左心耳的肌肉组织很多，收缩力较好，比左心房（左心耳实际上是左心房的一部分）其他地方收缩有力。心房的血流向心室的时候，心房不收缩也可以流动。但如果心房收缩，则血流得更多、更快。心房收缩大约起到心排量1/3的作用。血液自然流动与在自然流动的基础上挤压的效果当然不一样，应尽量让心房里的血液全都流到心室。如果血液在心房里留一半，不能吐故纳新，就不能起到有效循环的作用，还会致病。

（2）左心耳的电传导通路很发达，参与调节心脏节律。

（3）调节左心房压力的作用：当心脏容量负荷增加时，左心耳容量的增加明显大于左心房容量的增加，即顺应性较大；当心房收缩时，这种较高的顺应性有助于心室充盈。

（4）左心耳是分泌心房钠尿肽（又称心房利尿肽）的主要部位之一。心房利尿肽对人体非常有用，具有扩张血管、排钠以及利尿的作用。

69

左心耳在房颤中有什么不好的作用吗？

左心耳是左心房上面一个不规则形状的结构，心耳壁由梳状肌形成小梁，小梁间有缝隙。左心耳位于左上肺静脉和二尖瓣瓣环之间，冠状动脉回旋支靠近左心耳开口基底部。左心耳独特的钩状结构以及内膜面丰富的肌小梁易于在血流淤滞时形成血栓；房颤患者心腔内径增大和左心耳心内膜纤维化等都是血栓形成的诱发因素。

非瓣膜病房颤患者左心房血栓90%以上存在于左心耳，左心耳中血栓形成使脑卒中发生率增加3～5倍。即使恢复窦性心律后，左心耳收缩顿抑，仍有可能再形成血栓。因此，在手术过程中，切除左心耳对于房颤患者十分必要。

此外，部分患者房颤始动因素来源于左心耳，切除左心耳也可以起到治疗房颤的作用。

70

房颤微创外科手术时要切除左心耳吗？

左心耳具有独立于左心房体部的功能，对缓解左心房压力、保证左心室充盈以及内分泌等具有重要作用。但房颤发生时，左心耳可能出现几个变化：

（1）随着心房扩大，左心耳容积逐渐增大，血栓栓塞的风险也越高。

（2）房颤时，左心耳入口明显增宽，血液在左心耳淤积，进而形成血栓的病理基础。

（3）左心耳自身的形态特点及其内的肌小梁凹凸不平，易使血流产生漩涡和流速减慢，也是促使血栓形成的条件。

因此，对于房颤的治疗，如果不处理左心耳一定是不完整的，这也就是房颤治疗必须考虑左心耳的原因。房颤微创外科手术时可以非常容易地切除左心耳。

房颤的治疗

71

干预了左心耳是不是等于治好了房颤？

前面的几个题目都在讲解左心耳的问题，从中可以看出，正常的左心耳是具有一定功能的，但当房颤发作时，左心耳反而成为危害，并且是房颤脑卒中的元凶，因此不得不在房颤治疗的同时去干预左心耳。

但有人要问，干预了左心耳是不是就等于治好了房颤？其实不然，房颤的治疗还是希望尽量恢复窦性心律、控制心室率及预防栓塞。因此，左心耳的干预只是其中的一部分。

部分患者接受了内科导管消融治疗后房颤反复发作，便会被划归到永久性房颤的群体。有医生便会想到去做单纯的左心耳封堵。但是不要忘记，对于房颤的治疗还有微创外科手术这一利器，并且在手术的同时可以干预左心耳，何乐而不为呢？

72

房颤消融术中处理左心耳的方式有哪些?

房颤消融术中处理左心耳的方式总体可分为两大类。第一类为直接操作方法,即切除后缝合或缝合结扎;第二类为器械辅助。

1)常用的直接操作方法

(1)左心耳切除法:手术切除大部分左心耳,连续缝合切口。此种方法成功率为43%～73%,但存在手术残根的风险,不能应用于非体外循环手术和微创手术,还存在多种并发症,如术后出血量增多、血流动力学恶化、心房钠尿肽分泌减少造成水钠潴留等。

(2)左心耳缝合结扎法:用丝线直接缝合结扎左心耳,包括心外膜缝扎和心内膜缝扎。

(3)荷包缝合法:沿左心耳基底部荷包缝合1周,最后加1层连续缝合。

(4)左心耳分段结扎:用2根丝线从心外膜在左心耳根部结扎,或者每隔5毫米依次打结结扎左心耳。不同类型的缝合结扎方法在36%～60%的患者中未能实现完全的封闭左心耳,因而术后仍存在左心耳内形成血栓,继而导致脑卒中风险。此外,还可能造成左心耳撕裂或结扎线撕脱的风险。

2)常用的辅助器械及其植入方法

（1）切割闭合器切除左心耳：该装置应用切除左心耳的吻合器，充分暴露左心耳，张开钉夹口后将该装置平行置于左心耳基底部以便彻底切除左心耳，移动至合适位置后，夹住并切割、闭合心耳。钉合后检查钉合线及其上下方区域确定是否有破损，如有破损予以缝合。

（2）AtriClip：2009年已得到美国食品药品监督管理局的批准应用。该装置由2根包含镍钛诺铰链的钛棒组成，外面覆盖有编织聚酯衬里，包含35～55毫米4种型号。将镍钛诺铰链放置在左心耳基底部最佳位置后，可以提供恒定的咬合力促使左心耳关闭。该种装置夹闭左心耳同时可使左心耳实现完全电隔离，从而在一定程度上帮助房颤患者恢复窦性心律。

（3）Endoloop：包含2个圈套器。胸腔镜下在平行于膈神经的位置剪开心包，用无损伤钳夹住左心耳尖端。首先将1个圈套器放置并固定在左心耳尖端，另1个圈套器在辅助设备协助下放置于左心耳基底部打结以封堵左心耳。该设备也被用于吻合器切除左心耳后钉线的破损止血。

73

治疗心脏瓣膜病合并房颤时是否一定要处理左心耳？

脑卒中是房颤患者致残、致死的主要并发症。流行病学资料显示，世界范围内每年约有1 500万人罹患脑卒中，其中15%～20%归因于房颤。非瓣膜性房颤中90%的心房血栓和风湿性二尖瓣疾病（主要是瓣膜狭窄）中60%的心房血栓来自左心耳。

左心耳是胚胎时期原始左心房的残余附属结构，为狭长、弯曲的管状盲端。对缓解左心房压力、保证左心室充盈起重要作用。窦性心律时，左心耳因具有正常收缩能力而很少形成血栓。房颤时，左心耳入口明显增宽，失去有效的规律收缩，心耳壁的内向运动难以引起左心耳血流量充分排空，导致血液在左心耳淤积，进而形成血栓。另外，左心耳自身的形态特点易使血流产生漩涡和流速减慢，也是促使血栓形成的条件。左心耳被认为是房颤患者血栓形成的主要部位，容易导致栓塞事件。

近年研究发现，左心耳不仅是血栓形成的常见部位，也是房颤产生和维持的重要部位。组织胚胎学证实，左心耳没有血管壁成分，其内膜仅由富含弹性纤维的胶原层和少量散在的平滑肌细胞组成，这种解剖特点使左心耳成为折返性心律失常潜在的关键传导区。数据显示，27%的房颤触发灶在左心耳内，其中8.7%的患者无肺静脉或肺静脉外病灶的依据，左心耳是唯一的病灶。

左心耳是房颤患者血栓形成的重要部位，亦是心律失常重要的起源部位。左心耳干预不仅可以减少房颤患者血栓栓塞风险，且可治疗源于左心耳的心律失常。《心房颤动治疗指南》中明确指出：左心耳的切除或者结扎，能够从根本上减少房颤治疗术后血栓栓塞的发生率。因此，如何关闭左心耳是研究的热点。直视下或胸腔镜下外科切除或结扎左心耳是目前最安全、可靠的治疗方法。

74

房颤迷宫加二尖瓣修复手术时
左心耳一定要切除吗？

房颤迷宫加二尖瓣修复手术时，左心耳一定要切除。原因有以下三点：

（1）左心耳切除是保证迷宫手术消融路线完整的必要条件。

（2）左心耳不仅是房颤患者血栓形成的重要部位，亦是心律失常的重要起源部位。左心耳干预不仅可减少房颤患者血栓栓塞的风险，且可增加房颤治疗的成功率。

（3）从最差的情况来看，即使迷宫手术治疗后房颤复发，术中左心耳切除也能够从根本上减少术后的血栓栓塞发生率。

75

房颤时为什么要进行抗凝治疗？

　　根据国外研究资料，非风湿性瓣膜病房颤引起的脑卒中发生率是对照组的5.6倍，风湿性瓣膜病合并房颤引发的脑卒中发病率是对照组的17.6倍。在中国，非风湿性瓣膜病房颤引发的脑卒中发病率是对照组的6～8倍，而发生栓塞事件的概率为每年5%左右，其在缺血性脑卒中所占的比例为15%～33%。

　　房颤时容易发生脑卒中。因为在房颤时心房因不规则颤动而失去了有效的收缩与舒张，加之房颤时房室结对心房激动的传导递减，使得心室节律、心室率极不规则，进而导致心脏的泵血功能下降或丧失。心房和心室节律与心室率的紊乱、心功能受损，以及左心房和左心耳内血流速变慢发生瘀滞，使得左心耳内附壁血栓形成，刚形成的血栓不易粘牢于房壁上而容易脱落，通过体循环到达脑部，导致脑卒中的发生。因此，对于房颤患者来说，一定要进行抗凝治疗，防止左心耳内血栓的形成，以免发生脑卒中。

76

房颤时为什么要服用华法林抗凝？

研究表明，华法林可使房颤患者发生脑卒中的相对危险度降低64%，每年发生脑卒中的绝对危险度降低2.7%，且在脑卒中一级与二级预防中的获益幅度相同。华法林治疗可使全因死亡率降低26%。

在有关新型口服抗凝药（NOAC）的大型研究中，华法林预防房颤患者血栓栓塞的有效性得到进一步验证和肯定。同时华法林本身也有溶栓的作用，当左心房或左心耳有血栓存在时，可服用华法林溶栓以消除血栓。因此，对房颤的患者可给予华法林抗凝，而不是用阿司匹林。

房颤的治疗

服用华法林时为什么要化验INR？

虽然华法林的抗凝效果确切，但该药也存在一些局限性：

（1）不同个体的有效剂量变异幅度较大。

（2）有效治疗窗较窄，抗凝作用易受多种食物和药物的影响，在用药过程中需频繁监测凝血功能及国际标准化比值（INR）。华法林抗凝治疗的效益和安全性取决于抗凝治疗的强度和稳定性。临床研究证实，当抗凝强度为INR 2.0 ～ 3.0时，华法林可有效预防脑卒中事件，并不明显增加出血风险；当INR＜2.0时，出血并发症少，但预防脑卒中的作用显著减弱；当INR＞3.0时，出血并发症显著增多，而进一步降低脑卒中事件的作用有限。

因此，在应用华法林治疗过程中应定期监测INR，并据此调整华法林剂量，以达到既能预防血栓形成、血栓栓塞和脑卒中，又能减少出血的发生率。

78

新型口服抗凝药对房颤的疗效如何？

新型口服抗凝药（NOAC）可特异性阻断凝血机制中某一关键环节，在保证抗凝疗效的同时显著降低出血风险，包括直接凝血酶抑制剂达比加群酯（dabigatran）以及Xa因子抑制剂利伐沙班（rivaroxaban）等。NOAC具有稳定的剂量相关性抗凝作用，受食物和其他药物的影响小，应用过程中无须常规监测凝血功能，便于患者长期治疗。

研究显示，口服低剂量达比加群酯（110毫克，每天2次）预防房颤患者血栓栓塞事件的有效性与华法林相似，并可降低大出血的发生率，明显降低颅内出血的发生率。大剂量达比加群酯（150毫克，每天2次）与华法林相比可进一步降低脑卒中和系统性血栓栓塞事件，大出血的发生率与华法林相近。大剂量达比加群酯和华法林相比，还可减少缺血性脑卒中的发生。

口服利伐沙班（15毫克每天1次）在预防非瓣膜病房颤患者血栓栓塞事件方面的疗效不劣于甚至优于华法林，且具有更好的安全性。

服用抗凝药时一定要定期化验吗？

由于房颤时容易发生脑卒中，因此对于房颤患者来说，一定要进行抗凝治疗，以免左心房或左心耳内血栓的形成。服用抗凝药华法林可使房颤患者产生血栓及发生脑卒中的相对危险度显著降低。但华法林抗凝治疗的效益和安全性取决于抗凝治疗的强度和稳定性，过高或过低的抗凝，要么抗凝无效、要么引起出血。临床研究证实抗凝强度为 INR 2.0 ～ 3.0 时，华法林可有效预防脑卒中事件，但不明显增加出血的风险。因此，要经常化验 INR，将华法林用量调整至合适剂量。

新型口服抗凝药包括直接凝血酶抑制剂达比加群酯（dabigatran）以及 Xa 因子抑制剂利伐沙班（rivaroxaban）等，其抗凝效果和出血并发症与华法林相当，甚至优于华法林。而服用新型口服抗凝药时，就不用化验 INR 了，但这类药物的价格相对要贵一点。

80

什么是CHA$_2$DS$_2$-VASc评分?

CHA$_2$DS$_2$-VASc评分有助于评价房颤患者血栓栓塞的危险度。房颤患者的血栓栓塞风险是连续且不断变化的,应定期评估其血栓栓塞风险。

CHADS$_2$评分法是根据患者是否有近期心衰（1分）、高血压（1分）、年龄≥75岁（1分）、糖尿病（1分）和血栓栓塞病史（如脑卒中、短暂性脑缺血发生或非中枢性血栓栓塞）（2分）来确定房颤患者的危险分层。

CHA$_2$DS$_2$-VASC积分是在CHADS$_2$积分基础上将年龄≥75岁由1分改为了2分,增加了血管疾病、年龄65～74岁和性别（女性）3个危险因素,最高积分为9分。CHA$_2$DS$_2$-VASC评分可更准确地预测栓塞事件。CHA$_2$DS$_2$-VASC积分≥2分的男性或≥3分的女性房颤患者血栓事件的年发生率较高,抗凝治疗带来的临床净获益明显。

房颤的治疗

81

什么是HAS-BLED评分?

HAS-BLED评分有助于评价房颤患者抗凝后的出血风险。在抗凝治疗开始前应对房颤患者抗凝出血的风险进行评估,易引起出血的因素包括高血压、肝肾功能损害、脑卒中、出血、INR易波动、老年(年龄>65岁)、药物(如联用抗血小板或非甾体抗炎药)或嗜酒,HAS-BLED评分有助于评价房颤患者的抗凝出血风险(见表4),评分≤2分为出血低风险者,评分≥3分时提示出血风险增高。HAS-BLED评分能很好地预测房颤患者的出血风险,HAS-BLED≥3分的患者与HAS-BLED=0分患者的出血风险比值比为8.56。

表4 HAS-BLED评分

临 床 特 点	计分(分)
高血压	1
肝、肾功能异常(各1分)	1或2
脑卒中	1
出血	1
INR易波动	1
老年(如年龄>65岁)	1

临 床 特 点	计分（分）
药物或嗜酒（各1分）	1或2
最高值	9

82

出血风险高的房颤患者要抗凝治疗吗？

必须纠正一个误区，不应将HAS-BLED评分增高视为抗凝治疗的禁忌证。

在无抗凝治疗禁忌证的房颤患者中，不能因为出血风险评分高而停止抗凝治疗，出血高风险患者通常也是脑卒中高风险患者，抗凝治疗带来的获益往往高于出血带来的风险。因此，《2019 AHA/ACC/HRS 心房颤动患者管理》的建议是，定期评估脑卒中和出血风险，以便重新评估抗凝治疗的必要性及药物的选择，而不是直接放弃抗凝！

因此，当患者HAS-BLED评分增高时，临床医生应谨慎地进行获益风险的评估，制订适应的抗凝措施（比如减少新型口服抗凝药物剂量；如果使用华法林抗凝，需要密切监测INR的变化）；并积极改善可纠正的危险因素，如未控制的高血压、调整肝肾功能、INR不稳定或停用抗血小板药物等。

［注］AHA：美国心脏协会，ACC：美国心脏病学会，HRS：美国心律学会

83

房颤导管介入术后还要抗凝吗?

目前,关于房颤导管消融后的抗凝治疗策略仍然存在争议。

欧美相关指南均认为,房颤导管消融后需要继续抗凝。《2016欧洲心房颤动管理指南》建议,脑卒中高危者在消融成功后应继续抗凝治疗(Ⅱa,C)。《2017 HRS/EHRA/ECAS/APHRS/SOLAECE心房颤动导管和外科消融专家共识》建议,不论消融成功与否,应根据患者脑卒中风险给予抗凝(Ⅰ,C)。2014年和2019年的《AHA/ACC/HRS心房颤动指南》均不推荐单纯以避免抗凝治疗为目的的导管消融来维持窦性心律(Ⅲ,C)。

但在我国的临床实践中,大量的房颤消融后患者是不抗凝的。即使在美国,消融后停用抗凝药物的比例仍然较高。2005—2014年来自美国OptumLabsd数据库的资料(6 886例)显示,术后12个月持续口服抗凝治疗的比例仅为31.3%,脑卒中低危和高危患者术后1年的停药率分别为82%和62.5%。

一般认为,由于导管消融后患者转复窦性心律后可能出现心房顿抑、射频消融术对左心房机械功能的影响、消融过程中可能发生血栓栓塞等问题,该类患者术后需要进行短期(术后3个月)抗凝治疗。但消融术后无症状房颤的发生率并不低,而这类房颤患者同样存在较高的血栓栓塞风险,因此,3个月后是否需要继续抗凝仍然存在争议。目前认为，房颤消融后，无论患者是否发生房颤，应该根据患者发生脑卒中的危险因素决定是否继续抗凝，CHA_2DS_2-VASc 评分高的患者术后可能需要终身抗凝。

［注］HRS：美国心律学会；EHRA：欧洲心率协会；ECAS：欧洲心律失常学会；APHRS：亚太心律学会；SOLAECE：拉丁美洲心脏起搏与电生理学会

84

房颤微创外科手术后还要抗凝吗？

房颤治疗最早起源于外科，而且外科治疗房颤的效果特别好。COX教授在1987年就研究了房颤的外科手术技术，并最终设计了COX Ⅲ型手术方式，通过左心房、右心房的切割分离，消除房颤兴奋灶的传导、房颤波的折返，其术后5年窦性维持率可高达95%以上。

目前，随着消融能量的进展，传统的迷宫Ⅲ型手术已经开展得比较少，取代它的是以射频等能量替代"切和缝"技术的迷宫Ⅳ型手术。迷宫Ⅳ型手术需要体外循环，一般是合并有器质性心脏病患者在行心脏外科手术时完成，这类患者术中一般都会切除左心耳，基本消除了栓塞的风险。但术后是否继续需要抗凝，取决于同期进行的其他手术，比如瓣膜置换、瓣膜成形、冠状动脉搭桥术等。抗凝时间的长短是由这类同期手术来决定的。

近年来，由于射频消融技术的发展，微创外科应用消融钳进行房颤消融手术取得十分有效的治疗效果。微创外科消融手术时同时切除了左心耳，这样术后一般只需要抗凝3个月，在心内膜的消融线完全内膜化后就可以停止抗凝了，极大地减少了患者服用抗凝药物带来的出血风险。

85

房颤合并心脏瓣膜成形术的患者如何抗凝？

房颤合并心脏瓣膜成形术的患者如何抗凝取决于患者术中是否同期接受过房颤消融术和左心耳切除术。

如果术中同时做了房颤消融术和左心耳切除术，一般按照瓣膜成形术的常规抗凝，即每日服用华法林，保持INR 2.0～3.0之间，服用半年。如果没有同期行房颤消融术和左心耳切除术，那么术后因为房颤持续存在，仍须终身抗凝。

86

慢心室率房颤的主要特点、危害及其治疗原则是什么?

1）慢心室率房颤的主要特点

（1）房颤伴间歇性或持续性长 RR 间期，24 小时动态心电图（Holter）显示有大于 3 秒的长间歇；

（2）心室率＜60 次/分钟。

2）慢心室率房颤的主要危害

（1）房室搏动不协调，使心功能受影响。

（2）显著增加患者的血栓栓塞风险（脑卒中占 80%，外周血栓栓塞占 20%）。

3）慢心室率房颤的治疗原则

慢心室率房颤的治疗原则与其他房颤相似，主要包括节律控制和抗凝治疗。但结合慢心室率房颤的特点，又有所不同。

（1）心室率慢，故无须药物控制心室率。

（2）心室率明显偏慢者，需植入心脏临时或永久起搏器进行保护。

（3）有高度房室传导阻滞或心室率≤50 次/分钟者，选用电复律或消融复律前，建议植入临时或永久心脏起搏器进行保护。

心室率慢的房颤患者，尽管不像大部分房颤患者有增快且紊乱的心室率，但房颤疾病本身的风险和危害丝毫不小于其他患者，因此亦需要积极有效的治疗。

房颤与起搏器是什么关系？

心脏起搏器的植入是目前治疗症状性心动过缓唯一有效的治疗，但植入起搏器后房颤的累积发生率高达30%～40%，显著高于无起搏器植入的普通人群。

房颤患者植入起搏器主要是治疗有症状的心动过缓，尚无研究证明起搏器的植入能够预防新发房颤。对于有房颤病史的患者，有人建议植入单心房或双心房起搏器以减少房颤复发。目前，尚无确凿证据支持对有房颤史但无起搏指征的患者植入心房起搏器来预防房颤。很多房颤患者存在窦房结功能障碍和有症状的心动过缓，需要植入起搏器。此外，抗心律失常药物治疗可能导致窦房结或房室结功能障碍，可能需要植入起搏器才能上调药物剂量。

生理性起搏是指维持房室同步性。对于需要永久性植入起搏器的房颤患者，应植入双腔起搏器，将程控设为生理性起搏。生理性起搏可以显著降低房颤的发生率。单纯右心室起搏会打乱正常窦性心律下的正常房室激动顺序。右心室起搏不能在心室激动前激动心房的现象，称为房室不同步，可能诱发房颤。此外，右心室起搏会导致右心室先于左心室收缩，室间隔先于左心室侧壁收缩，该效应类似左束支传导阻滞，该现象称为心室不同步，也可诱发房颤。

88

房颤合并长间歇一定要安装心脏起搏器吗？

对于Ⅲ度房室传导阻滞或进展的Ⅱ度房室传导阻滞，如患者出现长间歇心脏停搏时间≥3秒，或者在清醒状态下逸搏节律＜40次/分钟的无症状患者，均应植入心脏起搏器。

但对于房颤合并长间歇是否一定需要安装心脏起搏器呢？那就需要根据患者具体病情进行具体分析，对于心室率明显偏慢者，建议植入心脏临时或永久起搏器进行保护，起搏器植入治疗时机：① 心室率持续＜40次/分钟；② 房颤伴长间期≥5秒；③ 房颤心室率慢伴心衰，需要使用对房室结有抑制作用的药物时。

但并非所有房颤合并长间歇均需安装心脏起搏器。以往研究发现，房颤引起心房的电重构和结构重构易影响窦房结功能，房颤持续1年的患者中可有20%出现窦房结功能低下，持续2年的患者中可高达55%。表明部分患者在通过电复律或消融复律恢复窦性心律后，可能无法维持正常窦性心律而表现为窦性心动过缓或病窦综合征。

因而，对于有高度房室传导阻滞或心室率≤50次/分钟者，选用电复律或消融复律前，建议植入临时或永久心脏起搏器进行保护。部分房颤合并长间歇的患者在房颤治疗成功后可明显改善甚至完全恢复健康。

房颤的治疗

89

合并Ⅲ度房室传导阻滞的房颤患者植入心脏起搏器后，还要处理房颤吗？

房颤是快速的心律失常，Ⅲ度房室传导阻滞则是缓慢性心律失常。当房颤出现Ⅲ度房室传导阻滞，此时治疗首先需要维持心室率，避免患者持续发生晕厥。如果患者反复晕厥，则会危及生命，多需要安装心脏永久起搏器。然而，安装心脏起搏器后，患者仍会发生房颤，房颤导致脑卒中、心功能不全的危害仍存在，因此，房颤仍需进一步处理。

目前，对于快房颤患者，因为心房已经不再发生患者自主的心跳，而是一个较快的房颤心跳，因此安装单腔的心室起搏器即可。然而，双腔起搏器所产生的效果更符合人体需要，特别适合房室传导阻滞的患者。对已经有心功能不全的患者更应建议首选安装双腔起搏器。因此，对于已安装心脏起搏器的房颤患者，房颤恢复窦性心律后，患者将有机会更换为双腔起搏器。

综上所述，房颤合并Ⅲ度房室传导阻滞的患者，安装心脏起搏器后，房颤还需要进一步处理。

90

房颤合并甲亢可以做房颤消融术吗？

（1）甲亢合并房颤时，首先推荐用药物控制甲亢和心室率，通常不进行房颤消融术治疗；若甲亢控制后，仍存在房颤，可考虑做房颤消融手术。

（2）甲亢伴有快速型房颤的初发病例、暂时不适予复律治疗的甲亢和房颤患者、以房颤为首发症状的甲亢患者、针对甲状腺毒症未能有效控制并发房颤的患者，治疗上应当首先考虑控制心室率，同时要注意胺碘酮所导致的甲亢和甲减（胺碘酮禁用于患有甲状腺疾病和碘过敏患者）。因此，甲亢合并房颤时，应积极治疗原发病，使甲亢得到有效控制，与甲亢相关的房颤有时候在不用药物纠正的情况下也可以完全恢复。治疗上应当选用抗甲状腺药物，如硫脲类、碘剂、放射性碘等，必要时可以采用甲状腺手术来控制甲亢的发作。

（3）同时结合抗交感神经药物治疗，β受体阻滞剂全程足量应用，且适时调整剂量，这是标本兼治的方法，大部分患者可以恢复窦性心律。心室率控制目标：静息状态下为60～80次/分钟，轻度活动时≤90次/分钟，中度活动时90～115次/分钟。

（4）对于甲亢合并房颤的老年患者，还要考虑到心肌缺血、房颤、心衰等因素的影响，进行全面、综合和整体治疗。在合并房颤的患者中，一定要评估出血和血栓的风险，适当应用抗凝药物治疗。

91

房颤合并甲减可以做房颤消融术吗？

既往前瞻性研究显示，游离 T_4 水平升高即使在正常参考范围也与房颤患病率和发病率增加相关。2018年美国心脏协会（AHA）年会上一项对超过17.4万余例患者的最新研究表明，对于甲减患者，过多的药物治疗可能导致房颤风险增加。

因此，对于甲减患者发生房颤应注意复查甲状腺功能，如甲状腺功能正常，则可以考虑做房颤消融术；反之，如甲状腺功能异常，在调整左甲状腺素钠片（优甲乐）用量、甲状腺功能恢复正常后仍存在房颤者，则可以考虑做房颤消融术。

92

高龄房颤患者可以做手术吗？

高龄房颤患者可以做手术。

房颤是一种增龄性疾病。随着年龄的增长，即使在无心血管基础疾病的人群中，房颤的发生率也在增加。普通人群房颤的发病率只有0.6%，65岁以下人群的发病率约1.9%，65岁以上人群的发病率约5%。当年龄超过80岁时，房颤的发病率则可达8%～10%。因此，房颤的主要患者人群是老年人。

研究表明，非瓣膜性房颤患者发生脑卒中是同年龄组无房颤患者的5.6～7.1倍。并发脑卒中的比例在高龄房颤患者中尤为突出，70岁房颤住院患者中为24.80%；80岁以上患者达32.86%，30天病死率高达24%，幸存者多留下残疾。可见，房颤严重影响高龄患者的预后。对适合转律的房颤患者原则上均应争取转复为窦性心律，对高龄房颤患者的意义可能更大。同时，也要重视高龄患者自身的病理生理特征，详细的检查和更加充分的术前准备十分必要。

93

房颤合并先天性心脏病如何处理？

房颤是先天性心脏病最常并发的心律失常。对于先天性心脏病的治疗目前主要有外科手术和介入治疗两种方法，因此，对于房颤合并先天性心脏病的治疗可分为两类。

1）需要外科手术干预的先天性心脏病

这类先天性心脏病大都是复杂先天性心脏病或者是简单先天性心脏病合并瓣膜病或其他问题，大都需要在体外循环下进行外科手术。房颤问题也可以在体外循环下进行标准的迷宫Ⅳ型手术。先天性心脏病矫治同期行迷宫Ⅳ型手术具有良好的手术效果；

2）可以行介入治疗的先天性心脏病

这类先天性心脏病主要包括房间隔缺损、动脉导管未闭以及部分室间隔缺损等疾病。患者在行介入治疗后可以通过微创外科房颤消融手术或者导管消融术完成房颤的治疗。

94

房间隔缺损合并房颤可以同期做微创手术吗？

房间隔缺损是最常见的先天性心脏病之一，占先天性心脏病的5%～10%。房颤是房间隔缺损最常并发的心律失常之一，成人房间隔缺损由于病程长、分流量大，房颤的发生率很高，且随着年龄的增长发病率有逐渐增加的趋势。

房间隔缺损合并房颤患者可在全麻体外循环心脏停搏下，经微创右胸切口（右胸前外侧第4肋间切口）同期采用双极射频消融钳行标准的迷宫Ⅳ型手术（上海梅举方法）及房间隔缺损修补术。若房间隔缺损直径＜2厘米，多采用直接缝合法；若房缺直径≥2厘米，多采用自体心包补片修补房缺；若存在轻中度以上二、三尖瓣关闭不全，术中常规行二、三尖瓣成形术。

95

房颤合并冠心病如何处理？

欧洲心脏病学会2014年会发表的一项研究表明，每5例门诊就医的稳定型冠心病患者中就有1例房颤，其中高龄、有较长冠心病史和并发心衰者房颤患病率加倍。由此可以看出，冠心病与房颤的发生密切相关。

房颤和冠心病虽然都属于心脏病，却是两种不同类型的心脏病，其危害也不一样。房颤最严重的危害是血栓形成和栓塞，脱落后容易导致脑卒中。而冠心病则最容易出现心绞痛或心肌梗死。房颤和冠心病如同一栋房子的水路和电路，如果两者同时存在，可以在医生评估后，判断哪个病情更重，优先治疗，然后再治疗另一种疾病。

冠心病患者长期心肌缺血，对心房产生影响并至心房扩大，心房内结构发生变化。在房颤患者中，约1/3的患者合并冠心病。房颤和冠心病会互相影响，且加重病情的恶化。流行病学数据显示，合并冠心病的房颤患者主要复合终点（包括全因死亡率、心肌梗死、脑卒中和出血）风险均明显高于非房颤患者。

房颤合并冠心病患者，需明确诊断冠心病并进行相应处理后再进行房颤治疗。冠心病的诊断可根据患者的症状、心电图、血液心肌酶学检查、运动平板试验、冠状动脉造影等明确诊断，其中冠状动脉造影为冠心病诊断的"金标准"，依据冠状动脉造影的检查结果给予相应的治疗，包括药物治疗、经皮冠脉介入术和冠状动脉搭桥术等。如果需要行冠状动脉搭桥术的患者，可以在手术同期行外科迷宫手术并切除左心耳。

如果是药物治疗或者经皮冠脉介入术后的患者，可以在冠状动脉情况稳定后行房颤射频消融术。

如何在非体外循环下完成冠状动脉
搭桥术联合房颤射频消融术？

  2014年，上海交通大学医学院附属新华医院梅举教授等对非体外循环下心外膜房颤射频消融联合左心房冠状动脉搭桥术进行了改良（图5）：在非体外循环下，心脏跳动时同期完成了心外膜房颤消融手术及左心房冠状动脉搭桥术，同时避免了在

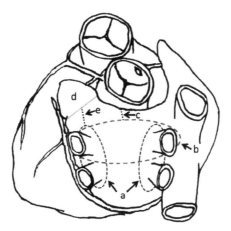

图5 上海新华医院改良的非体外循环下冠状动脉搭桥合并心外膜房颤射频消融术

［注］a. 左右肺静脉环状消融；b. 以射频消融钳经心包横窦和左右的上、下肺静脉之间插入消融钳，行左心房顶部及左心房后壁消融；c. 经升主动脉根部暴露左心房顶部及主动脉根部，以射频消融笔完成左心房顶部至主动脉根部间的消融线，即Dallas消融线；d. 切除左心耳；e. 以射频消融笔消融左心耳切缘至左上肺静脉消融连线

心脏上做切口。仔细分离左右肺静脉周围、斜窦及横窦的左心房顶部的疏松组织之后，先用双极消融钳在右侧肺静脉前庭消融右肺静脉12次，同法完成左肺静脉前庭消融12次。再经心包横窦和左右两侧的上、下肺静脉之间插入双极钳，完成左心房顶部及左心房后壁的透壁消融线；然后，切除左心耳，作左心房顶部消融线到主动脉根部的Dallas消融线，以及左上肺静脉与左心耳切缘的消融线。最后，消融心外膜的自主神经丛和Marshall韧带。消融结束后，同期进行冠脉搭桥手术。这一改良方法使术者可以在直视下完成左心房顶部及左心房后壁消融，并可确认消融线的完整性，同时避免了术中切口心脏的操作，不仅减少了手术的创伤，而且降低了出血、血栓形成和空气栓塞的发生率。

97

房颤合并心脏瓣膜病如何处理？

房颤和心脏瓣膜病都是常见的心脏病。有研究表明，63.5%的房颤患者伴有瓣膜异常，包括轻度瓣膜异常。因为瓣膜病的程度各有不同，因此，对于房颤合并瓣膜病的患者，治疗方案也会有些区别。

房颤发作时，由于心脏的正常收缩节律丧失，可能导致瓣膜关闭不全。对于房颤合并轻度瓣膜关闭不全，尤其是二尖瓣或三尖瓣轻度关闭不全且瓣膜病非器质性病变者，以及心脏结构无较大改变者，单独行房颤治疗，使患者恢复正常的窦性心律，多数患者瓣膜反流也会消失。行梅氏房颤微创手术的患者，如术前合并轻度瓣膜反流，术后瓣膜反流均有不同程度好转，甚至完全消失。

如果房颤患者合并中重度瓣膜狭窄或反流，单纯行房颤治疗则不能改善瓣膜的情况。这类患者需要行瓣膜手术治疗，在瓣膜手术的同时行房颤迷宫手术，这样就能将房颤和瓣膜病一起解决。

98

二尖瓣病变合并房颤一起手术时能做微创吗？

高达80%的二尖瓣狭窄及全身性栓塞患者同时患有房颤，房颤患者的脑卒中风险是普通人群的6倍，而合并有二尖瓣狭窄的房颤患者，其脑卒中风险则提升至15倍。合并有二尖瓣狭窄的患者，栓塞事件复发率是所有房颤中风险最高的。有研究者认为，这可能与左心房低血流量有关。关于二尖瓣反流与血栓栓塞风险之间的研究结果各异。但二尖瓣反流时常与风湿性二尖瓣狭窄相伴，若同时伴发房颤，患者血栓栓塞风险将显著升高。

目前，无论是二尖瓣狭窄还是二尖瓣反流，或者二尖瓣狭窄伴反流，处理瓣膜病的主要方法还是外科手术治疗，并且二尖瓣手术大都可以通过微创切口进行，避免胸骨正中切口。这样既降低了手术创伤，避免了胸骨感染的可能，而且美观性更好。

但是，一旦要同期做二尖瓣手术和房颤消融术，大多数医院只能选择进行正中开胸的常规手术，这无疑增加了手术的创伤。因此，这类患者常常面临一个窘境：要么选择创伤（胸部正中切口），要么选择微创但治疗不完全（微创二尖瓣手术，但不能处理房颤）。

新华医院梅举主任在实践中创造出经右胸微创切口二尖瓣

合并房颤的手术方式，在2015年国际微创心血管病年会报道时被命名为"Shanghai Meiju Method"（上海梅举方法），如梅氏房颤消融术一样获得极高的赞誉。这一手术方式通过微创切口完美地完成了二尖瓣成形／置换＋房颤的迷宫Ⅳ型手术，在取得良好疗效的同时降低了手术创伤。

扩张性心肌病患者发生房颤时如何处理？

扩张型心肌病心衰合并房颤是心血管疾病治疗中的一个难点，随着人口老龄化和其他心血管疾病的流行，心衰合并房颤的发生率会逐渐增加。尽管目前已经有导管消融、外科手术等多种方法治疗房颤，并且疗效不错。但规范化的药物治疗仍是改善扩张型心肌病心衰合并房颤患者症状和预后的基础，规范化的药物治疗包括血管紧张素转化酶抑制剂/血管紧张素Ⅱ受体阻滞剂（ACEI/ARB）、β受体阻滞剂以及抗凝治疗等。

在房颤合并射血分数降低心衰的患者中，导管消融可能有助于降低病死率和再住院率，此次更新以Ⅱb类推荐增加了这一适应证。

在结合药物治疗的基础上，对合并扩张型心肌病患者采用非药物治疗，包括导管消融或外科手术治疗，可以有效使房颤转复并维持窦性心律，明显改善心衰合并房颤患者的症状和心功能状况。由于这类患者的房颤类型多数为持续性，并常有多种合并症，在手术治疗前需要依据患者的病情制订详细的治疗方案，并给予相应详细的术前检查和准备，扩张性心肌病患者心衰的原因及程度、心脏大小、房颤持续时间、患者年龄以及是否合并其他疾病等都可能影响房颤的疗效，应综合评估手术风险及患者可能的获益。

　　扩张型心肌病的房颤患者是血栓栓塞并发症的高危人群，应加强和规范围术期的抗凝治疗，防止并发症的发生。

100

心脏外科手术后远期新发房颤该如何处理？

新发房颤是心脏术后远期较常见的问题之一，发生率为20%～40%。术后房颤的主要治疗方式包括控制心室率、转复窦性心律和抗凝治疗。

患者血流动力学不稳定时优先考虑转复窦性心律，但对于血流动力学稳定的术后房颤患者首选控制心室率还是转复窦性心律仍存在较大争议。支持优先控制心室率的学者认为抗心律失常药物不良反应较大，可能导致术后不良事件的发生，例如胺碘酮可引起窦性心动过缓、房室传导阻滞、甲状腺功能损伤等。支持优先转复窦性心律的学者则认为及早复律有利于恢复心脏功能，降低术后房颤的栓塞风险，减少抗凝药物的使用，缩短住院时长和降低花费。

对于不能耐受抗心律失常药、抗凝药或心脏功能受影响的患者，可考虑接受电复律治疗。如电复律无法转复窦性心律，可推荐选择房颤消融治疗，以免除服用药物，并有利于恢复心脏功能，同时降低血栓栓塞风险。

房颤的治疗